L'ACCOUTUMANCE

AUX

MUTILATIONS

Accidents du travail – Blessures de guerre

PAR

Charles JULLIARD

PRIVAT-DOCENT DE CHIRURGIE A LA FACULTÉ DE MÉDECINE
PROFESSEUR DE CHIRURGIE GÉNÉRALE A L'ÉCOLE DENTAIRE DE GENÈVE
CHIRURGIEN DE L'HÔPITAL AUXILIAIRE 112 A LYON

Ouvrage couronné par le Comité
du IIme Congrès international de Médecine des Accidents (Rome)

Avec 148 figures

GENÈVE & BALE
GEORG & Cie, éditeurs
Libraires de l'Université

PARIS
Félix ALCAN, éditeur
108, boulevard St-Germain

1916

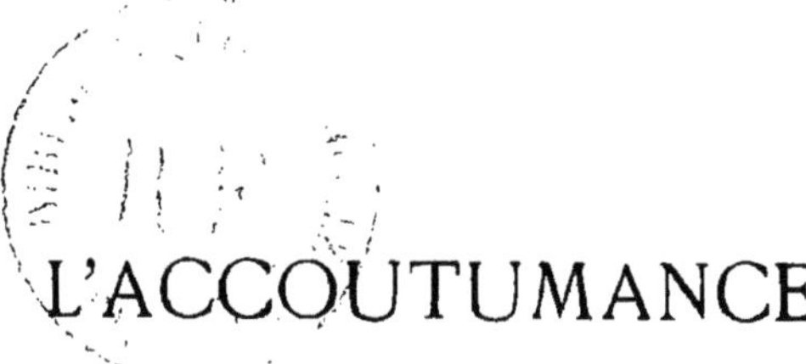

L'ACCOUTUMANCE

AUX

MUTILATIONS

L'ACCOUTUMANCE

AUX

MUTILATIONS

Accidents du travail - Blessures de guerre

PAR

Charles JULLIARD

Privat-Docent de Chirurgie a la Faculté de médecine
Professeur de Chirurgie générale a l'Ecole Dentaire de Genève
Chirurgien de l'Hôpital Auxiliaire 112 a Lyon

Ouvrage couronné par le Comité
du IIme Congrès international de Médecine des Accidents (Rome)

Avec 148 figures

GENÈVE & BALE
GEORG & Cie, éditeurs
Libraires de l'Université

PARIS
Félix ALCAN, éditeur
108, boulevard St-Germain

1916

Société Générale d'Imprimerie
18, Pélisserie — Genève

AVERTISSEMENT

« *L'habitude est une seconde nature.* »

L'accoutumance aux mutilations est un phénomène biologique auquel on s'avise, depuis quelque temps seulement, de donner toute l'importance qu'il mérite.

Le développement continu des assurances sociales, les charges croissantes que supporte, en particulier, l'assurance contre les accidents, ont rendu l'étude de l'adaptation fonctionnelle des membres traumatisés toujours plus impérieuse et sa prise en considération, dans l'évaluation des dommages causés par le travail, toujours plus nécessaire.

Peu à peu, la notion réconfortante qu'un membre blessé, mutilé, peut encore être utile, que ses fonctions ne sont pas définitivement compromises par le déchet organique qu'il présente, pénètre dans tous les esprits.

Mais lent est le progrès, et le chemin qui reste à parcourir sera peut-être encore long avant que cette notion relativement nouvelle ait conquis la place à laquelle elle a droit.

Persuadé de l'intérêt incontestable que comportait l'analyse d'un fait encore trop négligé, la mise en relief et la diffusion des expériences acquises, le Comité du IIme Congrès international de médecine des accidents du travail, tenu à Rome en 1909, décida d'instituer un concours international sur le sujet.

Cet ouvrage, qui ne traite que de l'accoutumance aux mutilations des membres, eut l'honneur du premier prix, décerné en juin 1914 seulement, mais ne put, par suite des circonstances spéciales créées par la guerre, être immédiatement publié.

Il paraît aujourd'hui sous une forme légèrement modifiée. Nous avons pensé, en effet, que l'accoutumance, si importante à considérer pour les conséquences éloignées d'un accident, ne présentait pas une valeur moins grande lorsqu'il s'agissait des suites des blessures contractées sur les champs de batailles, dont la réparation financière constituera un des gros problèmes nés du conflit actuel.

Aussi, avons-nous fait suivre ce travail d'un chapitre sur « l'accoutumance aux mutilations causées par les blessures de guerre », dans lequel nous esquissons — en nous basant sur l'expérience que nous avons acquise à la tête du service chirurgical de l'Hôpital Auxiliaire 112, à Lyon — le rôle qu'elle pourra jouer dans la réalisation d'un programme qui se définit simplement par ces mots : « Plus d'invalides ».

Genève, le 1er mars 1916.

C. JULLIARD.

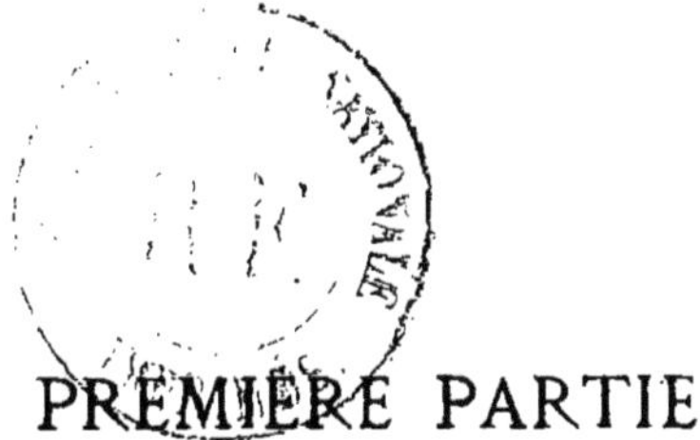

PREMIÈRE PARTIE

HISTORIQUE

Déjà, *Guermonprez*, en 1884, avait signalé des cas d'accoutumance remarquable à la suite d'accidents graves.

Mais c'est en Allemagne, avec *Blasius* (1894) et *Lauenstein* (1893-94) que commence réellement l'étude de ce phénomène.

Ces deux auteurs publièrent l'observation de nombreux blessés capables d'accomplir des travaux difficiles, en gagnant un salaire normal, et malgré des mutilations parfois très étendues. C'est ainsi que Blasius rapporte le cas d'un porteur de chaux, qui gagnait le même salaire que ses camarades, depuis 26 ans, bien qu'il eût perdu tous les doigts de la main droite sauf l'auriculaire. Lauenstein démontrait qu'il était possible à un ouvrier ayant perdu le pouce droit, de manier des ciseaux avec dextérité.

Lehmann (1896) constata qu'un ouvrier atteint, à l'âge de 13, ans d'une fracture grave de la jambe, avec déformation considérable du membre et raccourcissement de 5 cm., travaillait depuis 30 ans dans une fabrique de tuiles, en accomplissant des travaux pénibles.

Muller (1896) signale le cas d'une femme, victime d'une ankylose vicieuse du genou droit à l'âge de 6 ans, et qui gagnait 7,25 puis 9 marks par jour, montait facilement 5 étages, bien que son pied ne touchât pas terre dans la station debout.

Il est inutile de relever tous les cas d'accoutumance remarquable qui ont été publiés. Ils sont très nombreux et leur nomenclature prendrait plusieurs pages. Aussi bien suffit-il d'indiquer ici les sources auxquelles il faudra s'adresser pour se documenter.

Bogatsch (1897) démontre qu'un forgeron peut accomplir son travail malgré un raccourcissement de la jambe de 6 cm. causé par une ankylose du genou gauche. Il a retrouvé également plusieurs cas de mutilations des mains, avec accoutumance complète.

L'influence de la législation sur les suites d'accidents se fait sentir, si l'on observe des cas d'accoutumance chez des individus non assurés. *Schaeffer* (1901) a vu un ouvrier de 54 ans, atteint de luxation de la hanche non réduite à 24 ans, avec fracture du col, qui, poussé par la nécessité, a travaillé déjà au bout d'un an à plein tarif. Il présentait 5 cm. de raccourcissemt de la jambe, et, dans la marche, le membre malade chevauchait sur la jambe saine.

En 1902, on vit déjà se produire certains essais de systématisation pour établir la durée de l'accoutumance dans des lésions minimes. Ainsi, les tribunaux allemands fixèrent à 10 mois la durée de l'accoutumance pour la perte d'une demi-phalange de l'annulaire droit chez un manœuvre.

En France, *Sircoulon* (1904-05) fait sa thèse sur l'accoutumance et rapporte toute une série de cas intéressants. Il démontre que des incapacités de 40 % ont pu être réduites à 10-5 %.

Bientôt commencent des recherches plus étendues. *Schaeche* (1904) et *Marcus* (1904) produisent des statistiques de plus en plus complètes concernant l'accoutumance et le « devenu » de mutilés divers. Ankyloses complètes du poignet, des doigts, déformations après fractures de la clavicule, luxation congénitale de la hanche, résection du genou, ankylose de cette articulation, fractures de la rotule avec écartement des fragments de 7 cm. (reprise du travail au bout d'un an chez un Gastwirt), fractures de jambe avec raccourcissement plus ou moins considérable (allant jusqu'à 7 cm.), etc., voici autant de mutilations et d'infirmités auxquelles il est démontré aujourd'hui que l'on peut s'accoutumer.

Remy (1906) publie dans son petit volume, si pratique, sur l' « Evaluation des incapacités permanentes », une statistique de 84 cas, dont plusieurs lui sont personnels, d'infirmités diverses accompagnées d'accoutumance. On est stupéfait en voyant les merveilles que peut réaliser l'organisme humain, dans certaines conditions.

Dans un essai d'étude de ces dernières, Remy relève, à côté de quelques facteurs qu'on trouvera mentionnés dans un chapitre subséquent, le *secours familial* comme élément susceptible de favoriser la production de l'accoutumance.

Les mutilations des doigts et des mains sont, de nouveau, relevées par *Patry* (1907) qui en rassemble 20 cas. La conclusion que l'auteur tire de ces observations est que, dans la plupart des métiers, un ouvrier qui a perdu plusieurs doigts ou fragments de doigts, ne voit pas son salaire diminuer du fait de sa mutilation. On ne peut donc pas parler, dans ces cas, d'incapacité permanente. Patry reconnaît qu'il est juste cependant que ces ouvriers soient indemnisés.

Sur le principe même de l'accoutumance, *Wolf* (1907) conclut comme suit : « Pour qu'on puisse admettre une amélioration, il ne suffit pas que les symptômes objectifs seuls s'améliorent, mais il faut que ce changement soit accompagné d'une amélioration de la capacité de travail, qui, seule, entre en ligne de compte. La lettre de la loi exige, pour que la rente soit modifiée, une modification des conditions où elle a été fixée. A ces conditions n'appartient pas seulement le status objectif et la capacité qui en découle, mais aussi les conditions du travail, qui peuvent changer les conséquences d'un accident, grâce à l'accoutumance. La question de l'accoutumance est, dit-il, du ressort exclusif des gens du métier compétents[1] Comme la modification d'une rente ne peut avoir lieu qu'après production d'un certificat médical, il est nécessaire, là où il est question d'accoutumance, d'instituer des commissions mixtes de médecins et de gens du métier, chargés de donner leur avis.

En 1908, la Corporation du fer et de l'acier du nord-ouest de l'Allemagne publia une statistique, qui a été traduite en français, que bien des médecins ont eue entre les mains, et comprenant 97 cas de mutilations des mains et des yeux, suivies d'accoutumance plus ou moins complète. Elle confirme ce qu'on savait déjà sur la question.

La même année, la Corporation du bois du nord de l'Allemagne fit paraître une statistique sur le nombre des ouvriers mutilés ayant bénéficié de l'accoutumance. Ses résultats démontrent qu'une économie sensible

[1] Ce avec quoi nous ne sommes pas entièrement d'accord.

pourrait être faite, si l'on tenait toujours compte, dans les certificats médicaux, du phénomène en question.

Ledderhose (1908) étudie les conditions anatomiques et physiologiques pouvant faire admettre l'accoutumance.

Thiem, dans la seconde édition de son ouvrage sur les « Unfallerkrankungen », consacre plusieurs paragraphes à la question qui nous occupe. Se basant sur les affirmations d'Oppenheim, de Descartes, La Mettries, Buttersack, Meunier, Windscheid, etc., il admet que le travail peut et doit être employé comme moyen de guérison des blessures et surtout de leurs conséquences. Il cite de nombreux cas d'amélioration des suites d'accident par l'accoutumance. D'après lui, le R. V. A[1]. a admis le terme d'un an, pour l'accoutumance à une perte de doigt simple. Il s'oppose, comme d'autres, à ce qu'il soit procédé à de nombreuses rectifications des rentes pour accoutumance. Deux fois suffisent. Thiem signale les cas où, suivant lui, la rente ne doit pas être diminuée malgré l'amélioration consécutive à l'accoutumance. C'est lorsqu'une maladie nouvelle, indépendante de l'accident, est survenue. Il serait inhumain de supprimer ou diminuer la rente à un ouvrier qui doit se soigner. Le médecin ne peut naturellement pas prendre de décision sur ce point, mais il peut attirer sur lui l'attention des autorités. La rente devrait être augmentée lorsqu'il est démontré que la maladie nouvelle est plus grave que s'il n'y avait pas eu de mutilation. Il faut prendre garde au fait que l'atrophie d'une jambe traumatisée n'est parfois plus visible

[1] R. V. A. = Reichsversicherungsamt à Berlin.

parce que l'autre jambe aura maigri par suite de la maladie.

La rente ne doit pas non plus être augmentée pour aggravation lorsque l'atrophie d'un membre mutilé aura progressé avec les années. En effet, il s'agit là d'une conséquence naturelle des pertes anatomiques. Thiem cite toute une série de cas de mutilations des doigts qui n'entraînent pas de rente permanente.

Tilger (1909) met en relief l'influence de la rente sur l'accoutumance. En dehors de l'assurance, l'adaptation fonctionnelle est incomparablement plus grande.

Berger (1909) rend attentif au fait que les cals se déforment souvent par la marche, aux membres inférieurs, et que l'on observe alors des déviations tardives.

Puppe (1909) cite un grand nombre de cas de mutilations accompagnées de rétablissement complet des fonctions. L'accoutumance ne se réalise pas vis-à-vis de la douleur.

Julliard (1911) en se basant sur une statistique personnelle de 307 cas de mutilations diverses, conclut que dans le 75 % des cas d'infirmités des doigts et des yeux, il n'y a pas d'incapacité de travail permanente. L'accoutumance devrait figurer dans les rapports médicaux, comme élément d'amélioration des conséquences d'une blessure.

D'après *Liniger* (1911) l'assurance-accident considère en Allemagne, comme atteints d'une incapacité complète de travail, des gens que l'assurance invalidité considère comme travailleurs (exemple : perte des deux yeux, ouvriers gagnant après l'accident $^1/_3$ du salaire antérieur). Il a vu plus de 100 amputés divers qui sont parfaitement capables de travailler.

Le travail de Liniger est très complet.

Jeanbrau (1911) a publié un article sur l'Ecole d'apprentissage pour estropiés et accidentés dont nous parlons plus loin.

Schmidt (1911) étudie avec beaucoup d'intérêt le pronostic des luxations de l'humérus et des luxations de l'avant-bras, postérieures. Sur 54 blessés, 7-13 % seulement ont retrouvé leurs mouvements antérieurs (Schulz). D'autre part Schmidt trouve 81,4 % de bons résultats. L'âge n'exercerait aucune influence.

Pour la luxation en arrière du cubitus, il trouve 13 bons résultats sur 19 cas. Luxation de l'épaule, pronostic : 81,5 % de guérison ; pour le coude : 69 %.

Liniger a publié, en 1912, la troisième édition de sa « Rechtsprechung des R. V. A. bei dauernden Unfallschaden », dans laquelle on trouvera une quantité de renseignements utiles sur l'accoutumance dans la jurisprudence allemande.

Nous signalerons les travaux présentés au IIIe Congrès de médecine des accidents du travail à Dusseldorf, en 1912, et qui se rapportent à l'accoutumance. Ce sont ceux de *Rigler*, de *Mossel*, de *Maurer*, de *Marcus*, d'*Ebel*, etc.

Marcus envisage l'accoutumance au point de vue des gauchers et des droitiers.

Teske (1912) cite un cas de genu recurvatum compensant une fracture de jambe.

Natzler (1912), *Szardazy* (1912), *Imbert, Oddo et Chavernac* (id.), *Thiem* (1913), *Ollive* et le *Meignen* (1914) etc. ont traité de l'accoutumance dans diverses publications, d'intérêt divers.

Nous devons signaler, en terminant, un article de

Kempf sur le sujet, paru dans le « Monatssch. für Unfallheilkunde » et qui donne un excellent résumé de la question.

On peut juger, par ce qui précède, que la question de l'accoutumance n'est ni nouvelle, ni épuisée. Elle ne parait cependant pas encore avoir pénétré dans toutes les sphères, médicales ou autres, qui s'occupent d'accidents du travail.

I

LES FACTEURS DE L'ADAPTATION FONCTIONNELLE

L'adaptation fonctionnelle d'un membre traumatisé est conditionnée par un certain nombre de facteurs, dont le rôle est plus ou moins important, mais dont l'expert devra tenir compte, sous peine de se méprendre sur les conséquences possibles d'un accident de travail. Leur simple énumération fera d'emblée saisir pourquoi les délais d'accoutumance sont si variables, même pour des mutilations apparemment semblables. Leur connaissance approfondie servira de base à l'évaluation de l'accoutumance qui va, de plus en plus, prendre une grande place dans la médecine des accidents.

Les facteurs qui régissent l'adaptation fonctionnelle dépendent :

1° De *l'âge* du sinistré ;

2° De la *nature de sa blessure ;*

3° De sa *profession ;*

4° De la *législation à laquelle il est assujetti ;*

5° De son *caractère* et de son *intelligence ;*

6° Des *conditions sociales dans lesquelles il vit ;*

7° De son *intégrité corporelle* générale ;

8° Du *temps* écoulé depuis l'accident;
9° Du *sexe;*
10° De ses *dispositions personnelles;*
11° De son *entraînement;*
12° De l'*influence du médecin,* des *avocats,* etc.

L'âge

Il est incontestable que plus un sinistré est jeune plus il aura de facilité à s'accoutumer à une infirmité. On est parfois émerveillé de voir comment des enfants, par exemple, savent se tirer d'affaire avec des membres mutilés ou emprisonnés dans des appareils. La souplesse des tissus favorise leur adaptation à des mouvements ou des attitudes auxquels ils n'étaient pas primitivement destinés.

« L'habitude est une seconde nature ». Or, plus on est jeune, plus il est facile de changer d'habitudes. Dans l'âge mûr et au delà de 50 ans, il devient par contre toujours plus difficile de les modifier et de réapprendre comment il faut agir pour accomplir tel ou tel travail.

Il n'est pas besoin d'insister sur ce point. Cependant, il faut reconnaître que l'on voit très souvent des ouvriers déjà âgés, qui parviennent à réaliser une accoutumance remarquable à des mutilations graves. Aussi est-il difficile de dire à partir de quel âge, l'adaptation fonctionnelle devient impossible.

Cette adaptation, il est vrai, est souvent réalisée grâce à des *déformations compensatrices,* qui se produiront d'autant plus facilement que l'individu sera plus jeune. Une mutilation d'une jambe, sera souvent compensée par un déplacement du bassin et une déviation de la colonne vertébrale. Ces déformations compensatrices sont plus rares au membre supérieur ; cependant, on peut observer des déplacements de l'omoplate consécutifs à des mutilations du bras. La perte d'un œil peut conduire l'ouvrier à déplacer sa tête et à la tenir inclinée.

Ces déformations, salutaires au point de vue du rendement économique de la victime, utiles au plus haut degré au point de vue de la diminution de l'incapacité résultant d'un traumatisme, n'en constituent pas moins une aggravation des conséquences de l'accident au point de vue de l'intégrité corporelle en général.

L'influence de l'âge sur les conséquences d'un accident, peut se manifester encore d'une autre manière.

Une mutilation grave, intéressant par exemple, les épiphyses osseuses, peut avoir une répercussion fâcheuse sur le développement du membre traumatisé, lorsque l'accident est survenu avant que la croissance soit terminée. La perte d'une partie de la main peut être compensée par un développement spécial des parties restantes, chargées de suppléer, dans la mesure du possible à ce qui lui manque. Mais il peut aussi se faire que le reste de l'organe demeure atrophié et soit arrêté dans son évolution, surtout si le traumatisme a intéressé les gros troncs nerveux ou la racine du membre. On conçoit que, dans ces conditions, l'influence du jeune âge ne soit pas précisément favorable et constitue, au contraire, une circonstance aggravante.

Nous nous sommes demandés si la perte étendue d'un membre, l'amputation d'un bras ou d'une jambe, pouvait avoir une influence sur la durée de la vie de la victime.

Questionné à ce sujet sur lequel nous n'avons pas d'expérience personnelle, le médecin d'une des plus grandes compagnies étrangères d'assurance sur la vie, nous répondit ce qui suit, après avoir pris l'avis du médecin d'une compagnie d'assurance accident :

« Il n'y a rien, dans nos compagnies qui permette de se faire la moindre idée sur la mortalité d'une personne ayant subi une amputation de bras ou de jambe. Nous avons des barêmes absolument arbitraires et basés sur des hypothèses au sujet de la mortalité des invalides incapables de tout travail (incapacité absolue).

« Mais cette incapacité absolue de travail n'est pas nécessairement corrélative d'une diminution de santé déterminée, car la santé, et par suite la longévité, varie suivant l'organe lésé. C'est ainsi que l'aveugle (incapable absolu) peut très bien vivre aussi longtemps que vous et moi. Or les barèmes ne tiennent pas compte du tout de l'organe lésé. Pour les cas d'incapacité partielle, on admet que l'annuité est égale à l'annuité obtenue en multipliant l'annuité sur tête absolument invalide, par le taux d'invalidité et en ajoutant à ce produit l'annuité sur tête normale multipliée par le complément à l'unité du dit taux.

« Il est clair que la longévité réelle serait bien différente si les 66 % (taux d'invalidité pour la perte totale d'un membre), provenaient, par exemple, de lésions internes. Il faut connaître la nature du blessé, ses antécédents, ses maladies antérieures, comme dans l'assurance vie. Et si, un an ou deux après l'accident, le blessé a surmonté la crise aiguë, j'estime que sa longévité, malgré l'amputation, ne diffère guère de celle de la tête normale. »

Une autre considération favorable au jeune âge, est la faculté plus grande qu'a la victime de changer de profession, si sa mutilation le nécessite, soit grâce à sa facilité de recommencer un nouvel apprentissage, soit parce que ses habitudes ne sont pas encore immuables.

Il faut encore tenir compte de l'*influence exercée par la mutilation sur l'état mental du sinistré.* Suivant la mentalité et le caractère de ce dernier, le fait d'être mutilé d'une façon apparente peut devenir l'origine de troubles mentaux ou caractérisés par de la mélancolie, de la tristesse, de la honte, etc.

Lorsque le sinistré est jeune, son caractère possède souvent un ressort suffisant pour lui permettre de ne pas se laisser envahir par des « idées noires ». L'insouciance est un privilège de l'adolescence, et l'on voit souvent des jeunes gens défigurés, mutilés ou déformés, qui ne paraissent pas s'apercevoir de l'effet qu'ils produisent.

Mais le contraire existe. On rencontre parfois des jeunes gens qui se montrent très affectés d'une mutilation. Peu enclins à la domination de soi-même, ils ne peuvent se « mettre au-dessus » d'une impression fâcheuse. Ils envisagent l'impossibilité de se marier, comme une chose certaine. Ils voient leur carrière compromise, etc.

Cette influence, rare en réalité si l'on considère le nombre des mutilés, peut néanmoins se produire et constituer une entrave à l'adaptation fonctionnelle et une aggravation des conséquences de l'accident, dont ce dernier ne saurait cependant être rendu entièrement responsable, vu le caractère de prédisposition qu'il faut nécessairement admettre.

On voit par ce qui précède que l'âge joue un rôle qui n'est pas négligeable, dans la réalisation de l'adaptation fonctionnelle.

La nature de la blessure

L'adaptation fonctionnelle d'un membre traumatisé dépend encore de la nature de la blessure et, en particulier, de son *étendue et de son siège.*

On conçoit aisément, que plus une blessure est grande, plus elle risque d'intéresser des organes utiles aux fonctions du membre, plus le tissu cicatriciel, si préjudiciable aux mouvements, est abondant et gênant. La rétraction du tissu inodulaire sera plus accusée, et ce fait n'est pas négligeable.

Le siège de la lésion est également important. La proximité d'une articulation pourra avoir une fâcheuse influence. Et si le traumatisme a intéressé un tendon, un gros tronc nerveux ou tout autre organe indispensable au bon fonctionnement d'un membre, l'accoutumance s'en ressentira. Non pas qu'elle soit alors fatalement et complètement compromise; mais il est à prévoir qu'elle sera retardée plus ou moins longtemps.

L'accoutumance varie aussi selon qu'il y a eu ou non *perte anatomique.* Lorsque celle-ci est peu étendue, qu'elle intéresse seulement un ou deux doigts, les orteils, etc., on observe, en général, que l'accoutumance se réalise plus rapidement que s'il persiste une ankylose gênante, par exemple. Mais quand elle est plus étendue et surtout quand elle nécessite le port d'un appareil de prothèse, l'adaptation sera forcément retardée et plus ou moins compromise.

L'évolution de la plaie, la *durée de la guérison*, sont autant de facteurs de grande importance, dans l'établissement de l'accoutumance. Une plaie qui suppure, qui est le siège de phénomènes infectieux plus ou moins graves, entraîne, dans la région où elle se trouve et souvent dans son voisinage, des troubles qui peuvent durer fort longtemps et sont sujets à la récidive. Certaines blessures laissent après leur cicatrisation des troubles tels que l'œdème, l'hypersensibilité, les raideurs, etc., etc., tous phénomènes qui retentissent d'une façon désagréable sur l'accoutumance.

Pour ce qui concerne les pertes anatomiques, il est bon de rappeler, que, dans un grand nombre de jugements, le R. V. A. a admis que la perte anatomique pure, ne justifiait pas, à elle seule, le droit à une indemnisation, mais qu'il fallait prouver qu'elle avait un retentissement fâcheux sur la capacité de travail et que les fonctions de suppléance n'avaient pas pu se développer.

Quand une blessure a été le point de départ d'un érysipèle par exemple, il est juste de prévoir le retour de cette affection dans des délais qui peuvent se prolonger passablement.

La profession

Il va sans dire que l'accoutumance doit être envisagée en tenant compte de la profession du sinistré. Il arrive, qu'à la suite d'un accident, la victime se trouve dans l'impossibilité de vaquer à ses occupations antérieures et qu'un changement de profession s'impose.

Ces faits sont en somme assez rares et ne visent que les mutilations graves. Qu'on prenne bien garde, en effet de déclarer que tel ouvrier est incapable d'exercer sa profession, parce qu'il lui manque un ou deux doigts, ou un œil, ou parce qu'il a un raccourcissement de la jambe.

L'accoutumance produit des choses si merveilleuses, qu'on est stupéfait de voir des ouvriers accomplir certains travaux avec des membres estropiés.

Il est nécessaire, lorsqu'on doit expertiser un accidenté, d'étudier à fond les mouvements nécessités par l'accomplissement de sa profession et de se rendre compte de la façon dont la suppléance pourrait s'effectuer.

Toutes les professions n'ont pas les mêmes exigences. Ainsi la vision binoculaire n'est nécessaire que dans certains métiers bien déterminés. Il existe toute une catégorie de professions similaires, exigeant presque les mêmes aptitudes de la part des ouvriers. En outre, dans une même profession, il existe des gradations, une espèce de hiérarchie, qu'il faut bien considérer.

Ainsi, chez les machinistes, les jeunes ouvriers sont employés à la scie circulaire, à la dégauchisseuse, etc., puis, une fois plus avancés, il passent à la toupie et se maintiennent, en général à cet appareil tout le reste de leur vie.

Les ouvriers spécialisés s'adaptent parfois moins bien à leur mutilation que les ouvriers dits *non qualifiés*.

Enfin il y a lieu de considérer les difficultés que le sinistré éprouve sur le marché du travail, du fait de sa mutilation. Certaines professions, comme celle de toupieur, sont difficiles à pourvoir et les patrons engagent plus volontiers un ouvrier mutilé, mais qui connaît bien son affaire, qu'un ouvrier sain, mais inexpérimenté.

Dans l'estimation de l'accoutumance, il faut penser aussi au danger inhérent à certaines professions. Il peut arriver qu'un ouvrier, poussé par la nécessité de gagner, reprenne le travail plus tôt qu'il ne faudrait et ne soit exposé, de ce chef, à subir un nouvel accident, par suite de sa maladresse.

Il y a donc des professions où l'accoutumance doit être plus lente que d'autres.

La législation

L'influence de la législation sur la rapidité avec laquelle l'accoutumance à une mutilation se réalise, est incontestable.

Il suffit de comparer les résultats obtenus, dans ce domaine, en Suisse, sous le régime de l'indemnisation unique et en capital, avec ce qui se passe dans les pays où le système de la rente est en vigueur.

Quand l'ouvrier a touché son indemnité, et qu'il n'a plus rien à attendre de l'assurance, son adaptation fonctionnelle s'effectue avec rapidité. Lorsqu'il sait qu'il touchera une rente aussi longtemps qu'il pourra justifier d'une diminution de sa capacité de travail, il sera enclin à prolonger la durée de cette dernière.

Nous avons retrouvé un grand nombre de mutilés qui se sont accoutumés à leur mutilation dans un délai d'un an, par exemple (perte totale du pouce ou de plusieurs doigts). Ils travaillaient à plein salaire déjà au bout de quelques semaines, mais déclaraient n'avoir été vraiment accoutumés qu'après une année. Pour la même mutilation, nous voyons qu'en Allemagne, les délais d'accoutumance se sont prolongés parfois pendant plusieurs années.

La rapidité de l'accoutumance dépend encore du taux de la rente allouée. Plus ce taux est élevé, plus l'accoutumance menace d'être lente. Il arrive même que les sinistrés qui sont membres d'une société de secours mutuels, et qui touchent de ce fait un subside journalier, ou qui se réassurent pour la différence entre le taux de la rente et leur salaire, gagnent, en fin de compte, par jour, autant en étant blessés qu'en travaillant toute la journée.

Il y a là un inconvénient du système de la rente, sur lequel on a déjà souvent insisté.

Mais, à notre avis, cet inconvénient est compensé par le fait de la révisibilité des rentes. Au moment de la révision de la rente, l'ouvrier sera examiné de nouveau, au point de vue médical, pour savoir s'il s'est accoutumé à sa mutilation, si son adaptation fonctionnelle a fait des progrès.

On trouvera au chapitre sur l'évaluation de l'adaptation fonctionnelle les éléments qui serviront de base à cette déclaration.

Dans ces conditions, on ne considèrera plus comme permanentes des incapacités qui permettent une accoutumance complète dans un délai limité.

Le caractère — L'intelligence

Ce facteur joue un rôle indiscutable, dans la production de l'accoutumance; malheureusement, il est assez malaisé d'en préciser les limites et l'étendue.

Un individu énergique, doué d'une volonté ferme, décidé à triompher des obstacles qui s'opposent à l'accomplissement de son travail, parviendra à un degré d'adaptation fonctionnelle parfois étonnant. Nous ne citerons pour preuve que cet ouvrier, dont l'observation est relatée plus loin, et qui, ayant perdu la main et les deux tiers de l'avant-bras droit, avait réussi, à force d'énergie, à accomplir le métier de manœuvre dans une carrière, beaucoup mieux que tous ses camarades. On a cité de nombreux cas d'adaptation remarquable à des mutilations graves. Bien qu'on ne puisse toujours en tirer des déductions pratiques pour la moyenne des sinistrés, ils démontrent ce que peuvent produire la persévérance et la volonté. Chacun sait également que les ouvriers faibles de caractère se laissent influencer par de mauvais conseillers, qui les poussent au chômage abusif.

Ce n'est pas un des moindres devoirs du médecin d'assurance de faire appel à la bonne volonté des mutilés, pour obtenir qu'ils fassent les efforts nécessaires pour s'accommoder à leur blessure, et nous devons dire que plus souvent qu'on ne le pense, on est récompensé au delà de son attente.

L'*intelligence* est encore un facteur important de l'accoutumance. L'ouvrier intelligent saura se tirer d'affaire avec un membre estropié. Il inventera des moyens de suppléer aux fonctions absentes. Il s'ingéniera à remédier à son malheur, par des combinaisons de mouvements qui ménagent l'adaptation du membre mutilé. L'ouvrier non intelligent mettra un temps beaucoup plus long pour reprendre une activité normale.

L'éducation de l'ouvrier n'a pas toujours pour résultat une accélération de l'accoutumance, mais parfois elle engendre la paresse.

Les conditions sociales

On observe, dans la règle, que les ouvriers mariés et pères de famille s'adaptent plus vite que les célibataires. Ils sont moins enclins au chômage abusif et à la paresse. Ils savent que rien ne vaut, en somme, le travail de leurs bras.

Le genre de vie de l'ouvrier peut influer aussi sur ses facultés et son désir d'adaptation.

Enfin les conditions générales du marché du travail, le prix de la main-d'œuvre exercent certainement, dans des limites différentes, une action sur l'accoutumance. Mais il n'est pas aisé de déterminer leur valeur respective.

On pourrait encore signaler ici l'influence des accidents précédents. Nous avons eu connaissance du fait suivant : Un excellent ouvrier a été victime d'un accident après de nombreuses années de travail. Son médecin lui ayant accordé quelques jours de chômage supplémentaires, il a dès lors complètement changé. Il n'avait plus le même goût au travail, revenait constamment pour des accidents peu importants à la suite desquels il était très difficile de lui faire reprendre le travail et aux conséquences desquels il s'accoutumait de moins en moins vite. L'âge n'entrait pas ici en ligne de compte.

L'intégrité corporelle

Il est essentiel, pour qu'un membre s'accoutume à une mutilation, que les organes voisins et, d'une façon générale, le reste du corps, jouissent d'un état de santé aussi parfait que possible.

On comprend aisément que si un ouvrier présente une affection de l'épaule ou du coude, par exemple, il éprouvera plus de difficultés à s'accoutumer à une mutilation de la main. Pour les traumatismes des doigts surtout, l'intégrité du reste de la main est de grande importance. On peut plus facilement s'adapter à la perte d'un doigt, si ceux qui restent ne sont pas ankylosés.

En cas de blessures graves ou de mutilations étendues, l'examen devra porter non seulement sur le membre atteint, mais sur l'organisme entier, et l'on devra s'assurer qu'aucune infirmité ou lésion en activité ne viendra faire obstacle à l'accoutumance.

A ce point de vue, l'influence d'un *accident antérieur* ne sera pas négligée. Mais ici encore, avant de conclure à une action défavorable de ce dernier, on devra déterminer dans quelle mesure l'organisme s'est accoutumé à ce premier accident et si réellement il opposera un obstacle à l'accoutumance.

Certains ouvriers atteints de maladie générale peuvent éprouver de la peine à accomplir les efforts nécessités par l'adaptation fonctionnelle à une mutilation grave, comme la perte d'une jambe ou d'un bras. Cependant, il est rare de constater qu'un individu, dont l'intégrité corporelle n'est pas intacte, mais qui pouvait exercer sa profession avant l'accident, ne puisse pas s'accoutumer à une mutilation.

D'autre part, il est possible qu'une mutilation ait pour effet d''aggraver le pronostic d'une affection antérieure, par le surmenage qu'elle imposera à la région malade.

Le temps

L'influence, sur l'établissement de l'accoutumance, du temps écoulé depuis l'accident est considérable.

Plus on s'éloigne de la date de l'accident, plus l'adaptation fonctionnelle se trouve réalisée. Cela est si vrai que le R. V. A. admet que, passé un délai suffisant (que rien ne détermine avec précision, du reste) l'adaptation fonctionnelle à une mutilation peut être considérée *ipso facto* comme réalisée, même sans changement de l'état anatomique.

Le sexe

Le rôle joué par le sexe, dans l'établissement de l'accoutumance, ne paraît pas d'une importance capitale. Cependant, pour certaines mutilations, celles des doigts par exemple, il est exact qu'une femme est plus apte à développer les fonctions de suppléance, encore que la perte subie lui soit plus préjudiciable. La femme peut encore bénéficier du fait qu'en dehors du travail elle a les moyens de s'exercer à certains mouvements.

Nous avons souvent remarqué, sans vouloir faire de cette constatation une loi générale, que les femmes s'accoutumaient plus rapidement à leur mutilation que les hommes, en particulier pour les mutilations dont la compensation exigeait le déploiement d'adresse et non pas de force.

Les dispositions personnelles

Le membre supérieur droit ou gauche est en général prédominant. Dans quelques cas l'homme est *ambidextre.* Il n'est donc pas indifférent que l'accident survienne d'un côté ou de l'autre, chez les *droitiers* comme chez les *gauchers.*

Mais l'accoutumance n'est que *retardée,* si l'accident atteint le membre prédominant. Il s'établit, dans la très grande majorité des cas, une suppléance du membre opposé. Et il n'est pas rare de voir qu'une mutilation de la main gauche, entravant la fonction prédominante de l'organe, chez un gaucher, est très vite suppléée par l'activité de la main droite, et vice-versa.

Certains ouvriers sont plus *adroits* d'un côté et plus *forts* de l'autre. On jugera, d'après l'activité du sinistré, quelle est la fonction vraiment compromise.

L'adaptation est encore influencée par d'autres phénomènes tels que la *corpulence* plus on moins accusée de la victime, sa souplesse, son agilité, etc. Un ouvrier obèse s'accoutumera plus difficilement à certaines mutilations qu'un ouvrier « sec ». En outre il est évident que l'agilité et l'adresse physiques sont des qualités essentiellement individuelles.

La *faculté d'adaptation,* qui résulte d'un ensemble

de facteurs dont nous avons exposé les principaux, varie donc beaucoup d'un sujet à l'autre.

L'entraînement

L'entraînement est d'une importance capitale dans la production de l'accoutumance. Plus la victime d'un accident reprend vite une activité qui développera les fonctions de suppléance, plus l'adaptation fonctionnelle se réalisera rapidement.

C'est pourquoi nous insistons tellement sur la reprise aussi précoce que possible du travail, qui constitue le meilleur entraînement que l'on puisse imaginer, pour développer les fonctions dont l'ouvrier aura besoin dans l'avenir. Il n'y a pas de gymnastique qui tienne mieux compte des nécessités auxquelles sera soumis le sinistré.

L'activité journalière, les mouvements fréquemment répétés dans une direction voulue, constituent les facteurs les plus importants de l'accoutumance.

L'influence du médecin, etc.

Le médecin traitant un accidenté du travail peut activer la réalisation de l'adaptation fonctionnelle d'un membre traumatisé, par différents moyens :

Tout d'abord, en appliquant à la blessure un traitement rationnel. Quand on traite une blessure, il faut prévoir d'avance les conséquences qu'elle pourra avoir. Il ne faut pas la soigner uniquement pour elle-même, comme nous l'avons vu faire trop souvent. Il faut se méfier, en particulier, des immobilisations trop prolongées, sous le prétexte d'amener la guérison plus complète d'une plaie. Il faut savoir que tel traitement, excellent pour la lésion elle-même, aura une répercussion fâcheuse sur les articulations voisines par exemple, et sur les fonctions de l'organe.

Nous avons vu, bien souvent, des accidentés ne pouvoir réaliser leur adaptation fonctionnelle dans les délais normaux, par suite des conséquences fâcheuses occasionnées par un traitement non approprié. Nous disons cela surtout pour les ankyloses, qui viennent compliquer certaines plaies des doigts, par exemple.

Il n'est pas besoin de répéter avec quel soin on devra confectionner les moignons d'amputations, afin qu'ils n'opposent pas, pendant des mois ou des années, un obstacle plus ou moins insurmontable à l'accoutumance. La mobilisation précoce des membres traumatisés est aussi d'une importance très grande.

A côté du traitement proprement dit, le médecin peut agir sur son malade, en hâtant la reprise rapide du travail, dans tous les cas où elle est possible, et en ce faisant, il accélérera souvent l'adaptation fonctionnelle d'une façon considérable.

Pour cela, il faut souvent relever le courage de la victime, vaincre ses scrupules, lui démontrer qu'elle ne sera pas estropiée pour toujours ; mais, pour cela, il faut être au courant des modalités de l'accoutumance et des résultats qu'elle permet d'obtenir.

Il ne suffit pas toujours d'être bon médecin, pour savoir traiter convenablement des accidentés du travail. Il faut connaître à fond la législation de son pays, afin de pouvoir signaler à l'ouvrier timoré ou qui veut abuser du chômage, les garanties que lui offre la loi ou les sanctions auxquelles il s'expose en voulant simuler. Il faut connaître la jurisprudence des tribunaux, afin de ne pas s'exposer à des contradictions désagréables.

Il faut, ici comme ailleurs, ne pas faire d'erreurs de diagnostic. Nous avons présents à la mémoire un certain nombre de cas où un médecin, par son erreur de diagnostic, vite exploitée par la victime, a prolongé un chômage qui devenait abusif, en donnant à l'ouvrier une raison de se croire plus malade qu'il n'était.

Pour faire un pronostic aussi juste que possible, il faut connaître les modalités du chômage abusif, de l'exagération et de la simulation ; il faut connaître dans leur détail les conditions de l'accoutumance ; il faut savoir prévoir les suites d'une affection traumatique, ou, en cas de doute, ne pas hésiter à recourir à l'avis d'un confrère plus compétent, avant d'indiquer au malade l'évolution probable de son cas. L'action du médecin sur la réalisation de l'accoutumance est plus grande qu'on ne se l'imagine. Elle a pour corollaire celle de toutes les personnes, avocats, conseils, etc., qui donnent des avis aux sinistrés.

Nous avons vu des cas où un homme de loi avait retardé grandement l'accoutumance d'un ouvrier en jetant, dans son esprit, un doute sur la réalité de la guérison de sa blessure qui était déjà survenue et avait semé la méfiance dans un esprit tout d'abord bien intentionné.

Si les erreurs de diagnostic et de pronostic sont toujours possibles, ce n'est pas une raison pour ôter à des accidentés disposés à reprendre le travail, le principal, moyen de s'adapter rapidement à une mutilation.

Les cas ne sont pas rares où des sinistrés ont perdu la plus grande partie des chances de s'accoutumer aux conséquences d'une blessure, à la suite d'un procès qui a duré longtemps et qui les a obligés à une immobilisation et à un chômage inutiles.

L'enseignement de la médecine des accidents du travail peut aussi avoir sa part de responsabilité dans la réalisation du phénomène de l'adaptation fonctionnelle.

II

L'ACCOUTUMANCE CONSIDÉRÉE COMME AMÉLIORATION DES SUITES D'UN ACCIDENT DU TRAVAIL

Les lois sur l'assurance contre les accidents du travail prévoient que l'indemnité (rente) peut être modifiée, augmentée, diminuée ou supprimée, s'il survient ultérieurement un changement dans l'état du blessé.

Dans quelques cas exceptionnels, les rentes ont dû être augmentées par suite d'une aggravation des conséquences du traumatisme, qui n'avaient pu être prévues. Dans la très grande majorité des cas, il se produit une amélioration progressive qui justifie une révision de la rente dans le sens d'une diminution ou d'une suppression.

Cette amélioration est basée, dans la plupart des pays, sur un changement favorable de *l'état objectif* du sinistré.

En Allemagne, depuis un certain nombre d'années, l'Office impérial a admis que l'amélioration des suites d'une blessure ne dépendait pas seulement de l'amélioration de l'état objectif, mais encore de *l'accoutumance,* c'est-à-dire de la façon plus ou moins complète dont la victime s'était peu à peu adaptée, au point de vue fonctionnel, à son infirmité.

Cette manière de voir est parfaitement juste, car elle consacre l'existence d'un phénomène physiologique incontestable dont l'importance est considérable et que l'on négligeait jusqu'alors.

Il existe, en effet, deux modalités dans l'amélioration des suites d'un accident. Ce sont :

1° *L'amélioration de l'état objectif.*

2° *L'amélioration fonctionnelle, adaptation ou accoutumance.*

1. Amélioration objective

On entend par amélioration objective la disparition des derniers symptômes qui subsistent après l'accident, la disparition ou la diminution des *résidus traumatiques.*

Il est acquis qu'un blessé qui, au moment où il est capable de reprendre son travail, partiellement pour commencer, présente encore de l'œdème, des troubles circulatoires, de la douleur, une ankylose ou une raideur, etc., verra, le plus souvent, ces symptômes s'atténuer ou disparaître, peu à peu, sous l'influence de l'exercice et du temps.

Cette amélioration objective autorisera le médecin à déclarer au bout d'un certain temps que l'incapacité de travail est moins grande qu'auparavant ou tout à fait nulle et, dans les pays où le régime de la rente est en vigueur, justifiera la révision dans le sens de la diminution ou de la suppression de l'indemnité annuelle.

Un certain nombre de lésions cependant s'aggravent ou entraînent des troubles divers et l'accoutumance ne peut s'établir. Dans ces cas, l'augmentation de la rente est justifiée.

Lorsque l'état objectif est devenu immuable, on peut constater la guérison complète ou bien la persistance d'une infirmité.

On est tenté alors de déclarer que l'incapacité de travail, est définitive, et l'on se basait, jusqu'à présent, sur cet état pour l'évaluer.

Or, c'est précisément à ce moment qu'il faut faire intervenir le second facteur de l'amélioration, à savoir, l'accoutumance.

2. Amélioration fonctionnelle
Accoutumance

Est-il possible de s'accoutumer à une mutilation, à une infirmité de façon à réduire l'incapacité de travail qui en résulte ?

La réponse affirmative est certaine. Déjà avant le moment ou l'état objectif est devenu stationnaire et, davantage encore, à partir de ce moment, l'organisme cherche à *suppléer* aux fonctions qui manquent, en mettant en jeu d'autres fonctions, d'abord ébauchées, puis de plus en plus perfectionnées.

Cette suppléance peut atteindre un tel degré, que la fonction perdue est entièrement remplacée, et on peut voir des sinistrés ne plus s'apercevoir de leur infirmité et n'en plus ressentir aucune gêne dans l'accomplissement de leur travail. Ils se sont accoutumés, l'adaptation fonctionnelle est réalisée.

Cette adaptation fonctionnelle peut être complète ou partielle. De là naissent tous les degrés d'une amélioration nouvelle. Le sinistré a recouvré sa valeur entière au point de vue économique, ou bien, il a simplement augmenté cette valeur dans une mesure variable, suivant les différents « facteurs » de l'accoutumance que nous avons esquissés plus haut.

Il apparaît donc comme injustifié de ne tenir compte que de l'état objectif pour juger de l'amélioration des suites d'un accident et comme nécessaire d'envisager les résultats de l'accoutumance, dont les modes d'évaluation seront traités dans un chapitre spécial.

Cette accoutumance, son degré, le temps qu'elle mettra pour se réaliser, sont aussi difficiles à prévoir que l'évolution et la durée des « résidus traumatiques » objectifs.

Mais dans les pays où le système de la rente révisable est en vigueur, on ne fixera qu'au moment de cette révision l'étendue de l'adaptation fonctionnelle.

Est-il possible, *au point de vue légal,* d'admettre l'accoutumance comme une amélioration des suites de l'accident, telle qu'elle est prévue par la plupart des législations ?

En *Allemagne,* la question est déjà tranchée depuis longtemps.

Au-dessous de 10 %, les infirmités ne donnent, en règle générale, pas droit à une rente permanente, comme n'exerçant pas d'influence sur le salaire.

« La jurisprudence constante de l'Office impérial établit que le seul fait de n'avoir plus son individu intact ne constitue pas, pour un blessé, des droits à une rente ; ces droits n'existent que pour les blessés qui, du fait de leur mutilation, ont subi une perte de salaire consécutive à la gêne qu'ils éprouvent dans leur existence professionnelle ; encore faut-il que le dommage soit au moins de 10 %, en règle générale. » (Arrêt du Tribunal d'arbitrage du 20-9-06, confirmé par le R.V.A. le 23-2-07).

Pour les mutilations plus graves, il est payé à la victime, une rente proportionnelle à la diminution de salaire, jusqu'au jour où, par suite de l'accoutumance, le salaire a augmenté ou est revenu au taux normal. Dans ce cas, la rente est diminuée ou supprimée.

L'accoutumance est donc considérée comme une amélioration, aux termes du § 88 de la loi de 1884.

En *France,* certains tribunaux refusent toute rente lorsque l'incapacité ne dépasse pas 5 %.[1]

Pour les lésions plus graves, le médecin constate, au moment de la révision, que l'état objectif a ou n'a pas changé, et c'est, en se basant sur cet état objectif seul, que le tribunal diminue, supprime ou maintient la rente. Il ne tient donc aucun compte de l'accoutumance.

[1] La Cour de Cassation de Paris, dans un arrêt récent, n'a pas admis cette manière de voir.

La loi lui permettrait cependant de le faire. L'art. 19 de la loi de 1898-1905 s'exprime en effet ainsi : « La demande de révision de l'indemnité fondée sur une aggravation ou une atténuation de *l'infirmité,* de la victime, etc., etc. »

« Il n'est pas question d'atténuation de la *lésion* (état objectif) mais bien de *l'infirmité,* c'est-à-dire de la gêne résultant de la lésion, gêne qui disparaît à la longue, soit en partie, soit complètement, par *l'accoutumance.* En outre, la rente est basée sur la réduction que l'accident aura fait subir au *salaire.* Si donc le salaire n'est plus réduit par suite d'accoutumance à la lésion, le droit à une compensation disparaît « ipso facto » (Dorison).

En Italie, l'article 13 de la loi de 1904 stipule : « Dans le délai de deux ans, à partir du jour de l'accident, l'ouvrier ou l'institut d'assurances auront la faculté de demander la révision de l'indemnité lorsqu'il sera prouvé que le premier jugement était erroné ou quand il sera intervenu, dans les *conditions physiques* de l'ouvrier, des modifications dérivant de l'accident. »

La loi italienne est donc la seule qui précise que les changements motivant la révision de l'indemnité doivent intéresser les conditions *physiques* de la victime.

La prise en considération de l'accoutumance n'a pas une grande valeur pratique, car en Italie l'indemnité est payée en capital.

En *Suisse,* sous le régime de la loi sur la responsabilité civile, en vigueur jusqu'au jour de l'application de la nouvelle loi sur l'assurance-maladie et accident, la réduction de l'indemnité était prévue à l'article 8: « Lorsqu'au moment où le jugement doit être rendu, les conséquences d'une blessure ou d'une maladie ne peuvent encore être exactement appréciées, le juge peut, par exception, réserver l'allocation d'une somme plus élevée pour le cas de mort ou d'une aggravation notable de l'état de santé du blessé ou du malade.... Cette réserve peut être faite expressément par le juge, en faveur du fabricant aussi et implique une réduction de l'indemnité, lorsque les conséquences des blessures ont été beaucoup moins graves qu'on ne le prévoyait. »

Mais, à notre connaissance, l'accoutumance n'a pas été prise en considération d'une façon systématique et habituelle, ni par les médecins experts, ni par les tribunaux.

Au reste, ce qui rendait cette prise en considération difficile, c'est qu'avec le mode de règlement unique, par un capital, usité jusqu'ici en Suisse, on aurait dû déterminer *à l'avance* le degré et la durée de l'accoutumance, chose éminemment difficile. En outre, la victime dépensant, en général, rapidement son indemnité ou changeant de domicile, il était impossible que la réduction réservée par le juge fut suivie d'effet. Il n'y avait pas de sanction. Voilà pourquoi l'accoutumance n'a pas pénétré dans nos mœurs.

Avec l'entrée en vigueur de la nouvelle loi sur l'assurance-maladie et accident du 13 juin 1911, il en sera, nous l'espérons, tout autrement, le régime de la rente étant substitué à celui du capital.

Cette loi permettra-t-elle de prendre en considération l'accoutumance?

L'article 80 dit ceci : « Si, après la fixation de la rente, le degré *d'incapacité de travail* subit une modification importante, la rente est, pour l'avenir, augmentée ou réduite proportionnellement, ou supprimée. La rente peut être révisée en tout temps, durant les trois ans qui suivent la constitution de la rente et, plus tard, à l'expiration de la sixième et de la neuvième année. »

La loi stipule donc que la rente est proportionnée à *l'incapacité de travail* et peut être modifiée. Or cette incapacité dépend non seulement de l'état objectif, mais de *l'adaptation fonctionnelle,* du *degré de l'accoutumance* réalisée, dont l'appréciation est à la fois du ressort du médecin et de l'autorité compétente (enquête professionnelle, etc.)

Il sera donc nécessaire de prendre en considération ce phénomène au moment de la révision, pour fixer le degré de l'incapacité de travail (Voir le chapitre sur « l'évaluation de l'accoutumance »).

L'accoutumance pourra prendre encore une importance toute spéciale, lors de l'application de l'article 82 de la même loi, dans les cas de « *sinistrose* ».

Cet article spécifie : « S'il n'y a pas lieu d'attendre de la continuation du traitement médical une sensible amélioration de l'état de l'assuré, mais s'il paraît probable que ce dernier recouvrera sa capacité de travail après la liquidation de ses prétentions et en *reprenant le travail,* une indemnité en capital, remplacant la rente, est substituée aux prestations antérieures.

L'indemnité... est calculée sur la base du gain annuel de l'assuré, en *tenant compte de son état de santé et du degré de son incapacité de travail, au moment de la fixation de l'indemnité.* L'indemnité est égale à la valeur actuelle d'une rente, constante ou décroissante, courant pendant trois ans au maximum. »

Pour pouvoir dire « s'il paraît probable que le sinistré recouvrera sa capacité de travail, après liquidation de ses prétentions et en reprenant le travail », il sera souvent nécessaire de prendre en considération le phénomène de l'accoutumance.

Dans son étude comparative de la responsabilité civile et de l'assurance-accidents, la Caisse nationale suisse interprête le § 82 de la loi d'assurance comme suit : « La rente décroissante sera allouée dans les cas où il est dores et déjà certain qu'en reprenant le travail, la victime recouvrera *peu à peu* sa capacité de travail. »

Recouvrer peu à peu sa capacité de travail, c'est, en un mot, *s'accoutumer* aux conséquences de son accident.

Il existe, comme nous l'avons vu dans le chapitre sur « l'accélération de l'accoutumance », une quantité de lésions, de « résidus » consécutifs à des accidents, objectifs ou mentaux, qui, à un moment donné, n'empêchent pas la reprise du travail, mais qui ont pour conséquence une incapacité relative, temporaire, *décroissante,* diminuant sous l'influence du travail.

Ces « résidus » obligent, pendant un certain temps, la victime à s'accoutumer à ses lésions, à suppléer momentanément aux fonctions dont la diminution ou la suppression entraînent une gêne temporaire et ceci, jusqu'au jour où le rétablissement complet de la santé permettra au sinistré de recouvrer sa capacité de travail antérieure.

Comme exemple, on pourrait citer surtout les *raideurs* et les *douleurs* qui persistent si souvent plus ou moins longtemps, une fois le traitement médical terminé et qui ne sauraient, comme le démontrent les nombreux cas que nous avons observés, entraver la reprise progressive du travail, ni altérer la santé d'une façon permanente.

Au début l'ouvrier est gêné ; il doit donc s'accoutumer à cette gêne. Au fur et à mesure que la gêne disparaît, l'accoutumance est de moins en moins nécessaire, ou, si l'on préfère, elle est de plus en plus facilitée, jusqu'au jour où elle se confond avec *l'automatisme,* acquis avant l'accident.

L'accoutumance est donc liée ici au *pronostic* de la lésion. Mais on peut dire aussi *que le pronostic dépend de la façon dont l'accoutumance pourra se réaliser et ne saurait être établi sans tenir compte de toutes ses modalités.*

III

LES INFIRMITÉS ET LEUR RÉPERCUSSION SUR LA CAPACITÉ DE TRAVAIL

Il y a une différence fondamentale à faire, au point de vue physiologique et économique, entre les mutilations qui exercent une influence sur la capacité de travail de la victime, et celles qui restent sans action sur le gain.

Cette distinction est prévue par la plupart des lois sur l'assurance-accident, le législateur ayant manifestement exposé sa volonté de réparer la perte économique subie par le sinistré, et seulement cette perte économique, exprimée par le salaire.

Nous n'ignorons pas que, dans certains pays, en Suisse notamment, les tribunaux ont jusqu'ici considérablement élargi le sens donné à cette réparation. Ainsi avons-nous vu dans ce pays, des indemnités accordées aussi bien pour des mutilations qui, après accoutumance, n'exercent aucune action sur le gain, que pour celles qui entraînent une perte de salaire permanente.

Il ne nous appartient pas de juger cette façon de procéder, critiquable ou défendable suivant le point de vue auquel on se place, d'autant plus que la mise en vigueur de la nouvelle loi amènera très probablement un changement dans cette jurisprudence. Il peut paraître injuste, en effet, d'indemniser seulement des mutilés qui ne font aucun effort pour s'accoutumer à leur mutilation, et qui de ce fait subissent un préjudice permanent, alors que l'ouvrier intelligent, capable, décidé, ne touchera rien, parce qu'il a su et voulu s'adapter aux conséquences de son accident. Il y a beaucoup d'autres raisons qui justifient l'attitude du juge suisse, lorsque, sous le régime de la responsabilité civile, il ne se croit pas lié par la lettre même de la loi, et qu'il étend les bénéfices de celle-ci à toute une catégorie de travailleurs qui en sont privés dans d'autres pays.

Cependant il nous semble nécessaire d'attirer l'attention des médecins, peu versés dans les questions d'assurance, sur ce fait : « *Qu'une mutilation, une infirmité permanentes n'entraînent pas forcément une diminution permanente de la capacité de travail.* » Pourquoi ? Parce qu'il intervient précisément un phénomène particulier qui s'appelle *l'accoutumance.*

Quelques médecins ont de la peine à admettre ce fait. Lorsqu'ils constatent une mutilation qui sera permanente, comme la perte d'un doigt, par exemple, ils en déduisent immédiatement que l'incapacité résultant de ce déchet anatomique sera forcément de même durée.

Or il n'en est rien. Tout ce travail est fait, dans le but de démontrer, à ceux qui ne le savent pas encore, qu'il existe un grand nombre d'infirmités ou mutilations qui, tout en étant permanentes au point de vue anatomique et objectif, n'entraînent plus, au bout d'un certain temps, d'incapacité de travail, car, grâce au phénomène de l'adaptation fonctionnelle, les fonctions perdues sont remplacées par des fonctions nouvelles.

La capacité de travail dépend du fonctionnement de l'organisme et non pas de son état anatomique.

La capacité de travail d'un individu est complète s'il peut accomplir toutes les fonctions requises par l'exercice de sa profession, et non pas s'il présente une intégrité anatomique parfaite.

L'atteinte à l'intégrité anatomique peut, sans doute, porter préjudice à un blessé, en diminuant sa valeur sur le marché du travail. Mais le juge seul ou l'autorité compétente sont capables d'apprécier cette diminution, en s'entourant de l'avis des gens du métier. Les médecins ne sauraient les renseigner sur ce point. Cette question du préjudice apporté à la valeur d'un ouvrier sur le marché du travail, peut être soulevée, mais non pas résolue dans le rapport médical de l'expert. Nous autres médecins, n'avons à considérer que la *valeur fonctionnelle* d'un blessé.

L'examen de son état objectif est de grande importance, sans doute, pour cette détermination, mais il ne peut servir qu'à fournir certains éléments pour apprécier sa valeur fonctionnelle. Et celle-ci ne saurait être établie avec quelques chances de probabilité, que si l'on tient le plus grand compte du phénomène de l'accoutumance.

Lorsqu'on aura envisagé toutes les modalités de cette accoutumance, tout ce qu'elle permettra d'obtenir d'un membre mutilé, on s'apercevra qu'il est des blessures, suivies de perte anatomique ou de lésions permanentes (ankyloses, etc.) qui n'exercent aucune influence défavorable sur l'activité professionelle de la victime, sur son salaire, et par conséquent sur sa capacité de travail.

Le nombre de ces blessures est beaucoup plus grand qu'on ne le croit de prime abord, et les résultats fonctionnels auxquels les mutilés parviennent par suite de l'accoutumance, dépassent en général les prévisions les plus optimistes.

Si le principe de la distinction. entre mutilations simples purement anatomiques, sans répercussion sur la capacité de travail et les infirmités ou lésions entraînant une perte de salaire permanente est facilement admissible, la difficulté commence là où il s'agit de tracer les *limites* de ces deux catégories.

Nous avons dit que les blessures sans répercussion permanente sur la capacité de travail étaient beaucoup plus nombreuses qu'on ne le croit généralement. On pourra s'en convaincre en parcourant la liste des cas que nous avons retrouvés et qui se rapportent à des blessés parfaitement accoutumés. Mais à quel moment une mutilation est-elle assez grave pour exercer une action défavorable sur la capacité de travail?

Si l'on jette un coup d'œil sur les chapitres consacrés, dans ce travail, aux « facteurs de l'accoutumance », aux « moyens d'accélérer celle-ci », à « l'adaptation fonctionnelle et les états consécutifs » aux accidents, on s'apercevra que cette limite *n'est pas tracée encore d'une façon précise,* parce qu'elle doit être fixée pour chaque cas individuellement.

Sans doute, grâce à de nombreuses statistiques, arrivera-t-on peut-être un jour à établir des moyennes pouvant servir de guide. Mais ces statistiques sont encore trop peu nombreuses pour permettre de faire un partage qui sera certainement modifié dans la suite.

Cependant, les documents que nous avons rassemblés, joints à ceux qui ont déjà été publiés et que nous avons rappelés ici, permettront au médecin, il faut l'espérer, de se faire, à ce sujet, une idée personnelle déjà plus proche de la vérité.

Au reste, en pratique, avec le système de la rente revisable, le médecin n'a pas à fixer, à l'avance, si une mutilation entraînera ou non une incapacité de travail permanente. L'avenir le démontrera de lui-même. Au moment de la revision de la rente, un examen médical, une enquête administrative, une expertise de personnes compétentes au point de vue professionnel, établiront pour chaque cas l'étendue de l'incapacité. Et cela sera suffisant.

Toutefois, et dans le but de pouvoir rassurer un blessé sur son avenir, le médecin doit être au courant de ce qui précède.

IV

L'ADAPTATION FONCTIONNELLE ET LES ÉTATS CONSÉCUTIFS A LA CICATRISATION DE LA BLESSURE

Il succède fréquemment à une blessure des membres, après la cicatrisation des tissus, un état anormal particulier qui se révèle par la persistance, plus ou moins longue, de symptômes qui témoignent que la guérison complète n'est pas encore obtenue.

Nous devons donc parler ici, non pas de l'accoutumance aux *infirmités définitives,* qui sera traitée ailleurs, mais de *l'accoutumance considérée par rapport à ces « résidus traumatiques passagers »* que l'on observe dans un très grand nombre de cas d'accidents du travail.

Connaître les délais mis, par ces différents symptômes, pour disparaître sous l'influence du temps et de l'exercice, serait très important, en ce sens qu'ils sont un des éléments principaux de l'évaluation de l'adaptation fonctionnelle. Il serait extrêmement utile de pouvoir fixer, comme on le fait approximativement pour la cicatrisation des tissus, le temps qui est nécessaire à tel ou tel symptôme pour disparaître.

Ainsi, si l'on pouvait dire qu'une cicatrice met tant de semaines ou de mois pour devenir indolore, on pourrait préjuger du temps exigé pour l'adaptation fonctionnelle. Mais, la plupart du temps, une semblable évaluation est impossible, vu la diversité des cas.

Avec le système de la rente, du reste, l'importance de cette fixation préalable diminue considérablement. Il devient en effet possible, sous ce régime, chaque fois que la rente est révisée, d'établir, par un examen médical, l'état du membre traumatisé, et de juger ainsi de l'étendue de l'accoutumance. Il n'y a donc pas lieu de faire des prévisions.

Nous avons pensé cependant qu'il était utile de résumer, dans ce chapitre, les conditions qui régissent, au point de vue médical, l'évolution d'un certain nombre d'états consécutifs à la cicatrisation des blessures et d'indiquer leur influence sur la réalisation de l'accoutumance.

Nous avons en vue, tout spécialement, les états dépendants de la persistance des symptômes suivants :

1° L'hypersensibilité des *cicatrices cutanées*.

2° La *gêne fonctionnelle* qu'elles occasionnent.

3° Les *œdèmes*.

4° Les *douleurs*.

5° Les *raideurs ou ankyloses*.

6° Les *troubles trophiques et anesthésiques*.

7° L'*atrophie musculaire*.

8° Les *pertes anatomiques*.

Cette classification, un peu disparate, correspond bien, cependant, aux aspects cliniques prédominants des états en question.

Cicatrices cutanées

Nous examinerons simultanément, pour éviter les répétitions, les cicatrices cutanées au point de vue de leur *sensibilité* et de la *gêne* qu'elles peuvent apporter aux fonctions d'un membre, ainsi que de divers autres caractères pathologiques qui leur sont propres.

L'une des principales propriétés des cicatrices, est leur rétractilité. En outre, dans la règle, une cicatrice reste sensible un temps plus ou moins long après la fermeture de la plaie.

Si les inconvénients produits par la rétractilité se corrigent plus ou moins difficilement, par la suppléance des organes voisins, par contre l'hypersensibilité du tissu cicatriciel s'atténue régulièrement, lorsqu'elle n'est pas entretenue d'une façon anormale. L'évaluation de l'accoutumance devra tenir compte de ces deux phénomènes.

La rétraction du tissu cicatriciel prend un temps variable pour produire tous ses effets; en général, ce temps est long, d'autant plus long que la cicatrice est plus profonde ou plus étendue en surface. Si on doit craindre que, vu son siège, une cicatrice n'exerce, sur une articulation, sur un tendon ou un muscle, etc., une action fâcheuse, il ne faudra pas trop se presser pour en fixer les limites. L'exercice peut, dans une mesure variable, atténuer les effets de la rétraction du tissu cicatriciel. Ces effets varieront aussi avec l'énergie mise par le sinistré à travailler, etc.

Rappelons de suite que l'adaptation fonctionnelle aux cicatrices cutanées rétractées est souvent remarquable. Elle est cependant moins facile que dans les cas de perte anatomique, et il arrivera souvent qu'un membre, maintenu par une cicatrice dans une position vicieuse, gênera davantage son porteur que s'il n'existait pas.

Ce fait est vrai, en particulier pour les doigts, mais

s'applique avec moins de rigueur à des portions plus étendues de membre.

La sensibilité exagérée des cicatrices *normales* (sans phénomènes de compression) varie selon des circonstances que nous allons énumérer. Dans les cas simples, sa durée est assez courte et ne dépasse pas quelques semaines (nous parlons ici, naturellement de cette hypersensibilité particulière que tout chirurgien a constatée souvent). Elle est fonction de l'emploi du membre ; plus celui-ci est utilisé pour le travail, plus cette durée est courte.

Il faut procéder, vis-à-vis d'une cicatrice normale trop sensible, comme on le fait pour une peau saine que l'on veut aguerrir. Pour durcir la peau, pour la rendre résistante aux chocs et aux frictions, il faut la soumettre aux durs frottements du travail manuel. Pour atténuer la trop grande sensibilité d'une cicatrice, il faut « l'habituer » à recevoir des chocs.

Au reste ce point sera développé au chapitre sur « les moyens d'accélérer l'adaptation fonctionnelle ».

Nous grouperons les faits qui conditionnent l'adaptation fonctionnelle d'un membre à une cicatrice cutanée, d'après la classification adoptée par Imbert, Oddo et Chavernac pour la description des cicatrices.

Siège de la cicatrice. — La facilité avec laquelle un ouvrier s'adapte aux conséquences d'une blessure est sous la dépendance intime du siège de la cicatrice. Lorsque celle-ci occupe une région peu exposée aux traumatismes, son hypersensibilité n'occasionnera aucune gêne importante. Ce sont les cicatrices terminales, placées à l'extrémité des doigts ou des moignons d'amputation, qui opposent la plus longue résistance à la reprise du travail. Il ne faut pas croire, cependant, qu'une cicatrice terminale entraînera forcément une incapacité permanente, si elle ne se complique pas par le fait du voisinage trop rapproché d'une saillie osseuse, par exemple. Elle mettra seulement plus de temps pour devenir normalement sensible.

Par contre, si la cicatrice se trouve placée près d'une articulation, et tout spécialemeut du côté de la flexion, il y a lieu de redouter les conséquences de la rétraction. Nous verrons du reste, en parlant des ankyloses, comment il faut apprécier les conséquences fonctionnelles des cicatrices paraarticulaires.

Solidité de la cicatrice. — La solidité d'une cicatrice croît avec le temps et sous l'influence de l'exercice. Lorsqu'elle est normale, la cicatrice peut supporter rapidement les premiers contacts occasionnés par le travail. Quelques jours ou quelques semaines suffisent pour amener l'accoutumance des tissus. Aussi considérons-nous toujours comme un peu suspectes, ces cicatrices qui restent soit-disant douloureuses pendant des mois, sans complications objectivement constatables ou sans que l'on puisse admettre l'existence du névrome terminal.

La plupart du temps, il s'agit d'ouvriers qui n'ont pas repris le travail avec assez de constance.

Les cicatrices minces, étendues, ralentiront la réalisation de l'accoutumance, mais, dans la grande majorité des cas, seront finalement compatibles avec le travail.

Lorsque le traumatisme a intéressé une peau de mauvaise qualité ou siégeant dans le voisinage immédiat d'une saillie osseuse menacant de la perforer, on peut assister à des réouvertures de la plaie ou à la formation d'ulcérations souvent rebelles. Si la cicatrice intéresse le creux poplité par exemple, et a entraîné la formation de brides, ou se trouve accolée aux tendons, la production de ces ulcérations est fréquente et peut entraver définitivement l'adaptation fonctionnelle. L'intervention chirurgicale permet parfois de supprimer la cause de ces complications.

L'étendue de la cicatrice, en profondeur ou en surface peut influer sur la rapidité de l'accoutumance.

Evolution de la plaie. — Les cicatrices de plaies qui se sont guéries par première intention comportent une accoutumance rapide. Quand la plaie s'est réunie par seconde intention, après une suppuration plus ou moins prolongée, la cicatrice restera plus longtemps douloureuse. Mais, dans la règle, l'adaptation fonctionnelle se réalisera, ci ces cicatrices n'ont pas entraîné des déformations trop prononcées.

Cause de l'accident. — Les plaies linéaires sont, en général, sans inconvénients et ne s'accompagnent guère de phénomènes tardifs qui retardent l'accoutumance. Les plaies par brûlures de toutes sortes ont, comme on le sait, un pouvoir rétractile très prononcé, durable, dont il faudra tenir compte dans l'évaluation de l'incapacité. L'adaptation fonctionnelle du membre sera souvent retardée, de ce fait, pendant plusieurs années.

Ancienneté de la cicatrice. — Le temps et l'exercice sont les deux facteurs essentiels qui régissent l'adaptation fonctionnelle. De l'ancienneté de la cicatrice dépendra la rapidité de l'accoutumance. Plus on s'éloigne de la date de la guérison de la blessure, plus vite l'ouvrier sera habitué à sa mutilation. Non seulement la douleur, l'hypersensibilité seront atténuées, mais encore les gênes fonctionnelles seront mieux tolérées.

L'âge du blessé. — Nous touchons ici à une question fort importante au point de vue de l'accoutumance. En effet, si, d'une part les cicatrices peuvent, chez les jeunes gens, prendre des caractères fâcheux (rétractilité exagérée, etc.) plus facilement que chez le vieillard, il est cependant incontestable que, plus on est jeune, plus on aura le temps, la souplesse, l'ingéniosité voulus pour s'adapter à sa mutilation. On évitera même, souvent, par des exercices soutenus et variés, certaines complications qui se présentent chez le vieillard. L'assouplissement des cicatrices est un phénomène dont on peut attendre de meilleurs résultats dans la jeunesse que dans l'âge mûr. Les déformations compensatrices seront, il est vrai, plus accusées si l'accident est survenu en bas âge, mais l'adaptation fonctionnelle, que nous envisageons tout particulièrement ici, sera infiniment plus développée.

Les lésions de voisinage. — Lorsqu'une plaie cutanée a été compliquée de lésions inflammatoires des tissus ou organes voisins (tendons, os, articulations, muscles, etc.), les conséquences fonctionnelles des cicatrices peuvent être aggravées, surtout par les adhérences profondes qu'elles contractent et les délais d'accoutumance seront prolongés.

Coloration de la cicatrice. — Dans la règle, les cicatrices colorées à la suite de l'imprégnation de particules solides, comme on en constate parfois à la suite d'explosions, n'influent pas, d'une manière spéciale sur l'accommodation.

Sensibilité de la cicatrice. — Ce caractère domine l'histoire de l'adaptation fonctionnelle des membres porteurs d'une cicatrice. En pratique, il joue un rôle considérable et intervient, plus encore que l'ankylose ou la déformation dans l'évaluation de l'accoutumance. Il est parfois exploité par la victime jusqu'à la dernière limite, et cela d'autant plus facilement qu'il est moins contrôlable.

Il est très difficile de fixer le temps pendant lequel une cicatrice reste hypersensible et par conséquent de fixer le moment où l'on peut parler de cicatrice anormalement douloureuse. La situation de la cicatrice dans le voisinage d'un os, contre lequel elle est comprimée à chaque contact, explique souvent la persistance prolongée de la douleur.

L'accoutumance peut varier de quelques jours à plusieurs semaines, dans des cas rares à plusieurs mois, selon les caractères de la cicatrice que nous avons déjà mentionnée.

La présence de névrome, dans la cicatrice, rend celle-ci anormalement douloureuse. L'accoutumance peut être complètement entravée et irréalisable du fait de cette complication. Dans ces cas, la résection haute du nerf et l'extirpation de la cicatrice sont indiquées.

Cicatrices à poussées inflammatoires. — La présence de poussées lymphangitiques retarde la consolidation de la blessure et compromet l'accoutumance. Plus fréquentes sur les cicatrices récentes, elles peuvent néanmoins réapparaître assez tardivement. Avant de déclarer que l'adaptation s'est réalisée, il sera bon de s'assurer qu'elles ne se sont pas reproduites depuis longtemps.

Elargissement des cicatrices. — Ce phénomène se produit surtout sur les cicatrices abdominales ; il est rare au niveau des membres et, dans ce cas, constitue plutôt un événement heureux en augmentant la souplesse du tissu inodulaire.

Cicatrices adhérentes. — Presque toujours, l'adhérence d'une cicatrice prolonge les délais d'accoutumance, surtout lorsqu'elle est contractée avec la gaine d'un tronc nerveux, d'un tendon, etc. L'amplitude des mouvements d'une articulation est parfois diminuée pendant assez longtemps, en attendant le jour où la cicatrice sera suffisamment mobilisée. Mais il ne faut pas s'exagérer, comme on a la tendance de le faire, l'entrave définitive apportée au fonctionnement d'une jointure par l'adhérence d'une cicatrice, et la gêne fonctionnelle qui en résulte est souvent très bien compensée, lorsqu'à l'adhérence ne se joignent pas les effets fâcheux de la rétraction.

Cicatrices chéloïdiennes. — La chéloïde est assez rare aux membres. Elle peut constituer un obstacle à l'accoutumance, par les traitements qu'elle occasionne et la gêne fonctionnelle qu'elle entraîne.

Cancer des cicatrices. — Cette complication n'apparaît en général que tardivement. Aussi entre-t-elle peu en considération dans l'évaluation de l'accoutumance. Une fois constatée, elle supprime toute possibilité de travail et nécessite l'extirpation, après laquelle, il sera de rigueur de formuler toutes réserves concernant une accoutumance définitive.

Les œdèmes

Parmi les troubles circulatoires que l'on observe souvent après les traumatismes des membres, l'œdème sous-cutané occupe une des premières places. Dans quelle mesure s'oppose-t-il à ce qu'un sinistré s'accommode aux suites de son accident ?

C'est ce que nous voulons envisager brièvement.

On constate de l'œdème des membres — à l'exclusion des œdèmes d'origine viscérale — à la suite des fractures, des traumatismes articulaires, des infections sous-cutanées ou autres, des phlébites, des compressions vasculaires ou nerveuses par un cal, etc., et enfin l'œdème dur, dont la pathogénie mérite une mention spéciale.

Œdème après fracture. — Il n'est presque pas de fracture qui ne laisse subsister, après la consolidation osseuse, un œdème plus ou moins accentué de la région atteinte.

Cet œdème ne paraît pas toujours être en rapport avec l'intensité de la lésion osseuse, mais dérive, d'un ensemble de causes fort diverses.

Il n'en constitue pas moins un obstacle en apparence fort sérieux à l'adaptation fonctionnelle. Peu de symptômes exercent sur le sinistré une influence aussi grande — la douleur excepté.

C'est que, dans les débuts de la reprise du travail, ou au moment où le blessé recommence à marcher, il s'exagère souvent considérablement. Et cependant, nous sommes persuadés que lorsqu'il n'est pas trop intense, il ne peut finalement que bénéficier de tout ce qui rend la circulation plus facile dans la région atteinte, de tout ce qui tend à assouplir les tissus, par conséquent de l'exercice, et du travail.

Quand il atteint un degré trop avancé et qu'il prend une consistance dure, il constitue alors un obstacle à la reprise du travail; mais lorsqu'il est fugace, qu'il cède au repos la nuit, il ne doit pas servir de prétexte pour empêcher la victime de se servir du membre malade, et cela dans son propre intérêt.

Il est évident que, tant que l'on constate de l'œdème, on ne peut admettre que l'accoutumance est complètement réalisée ; mais l'exercice normal de la profession d'un sinistré peut parfaitement s'effectuer, dans beaucoup de cas, malgré la persistance d'un faible œdème même au membre inférieur.

En général, il faut compter par semaines ou par mois, le temps pendant lequel l'adaptation fonctionnelle pourra être influencée par un œdème, à la suite d'une fracture ; mais il ne faut pas oublier que, dans la très grande majorité des cas, il ne s'agit là que d'un phénomène passager, incapable de modifier d'une façon permanente la capacité de travail, et compatible souvent avec la reprise de ce dernier, qui exercera une influence favorable sur sa disparition.

L'existence d'œdème sur la jambe saine — indice que cette dernière est surmenée par le fait de la compensation fonctionnelle — constituera un bon critérium permettant d'affirmer que l'accoutumance n'est pas encore réalisée.

L'œdème douloureux est plus long à disparaître que l'œdème indolore.

Œdème après entorse. — Il n'y a pas grand chose à

ajouter à ce qui a été dit sur l'œdème après fracture. A la suite d'une entorse — tibiotarsienne par exemple — l'œdème est en général bien limité ; il s'accompagne souvent d'épaississement de la synoviale, et s'oppose rarement d'une façon prolongée, à la reprise du travail.

Sa persistance devra faire songer à l'apparition d'une tuberculose articulaire.

Œdème après phlébite. — Le pronostic de l'œdème consécutif à une phlébite est lié à l'évolution de la lésion causale elle-même. Etant donné la possibilité des récidives et la longueur de la convalescence, il nous parait juste de faire ici des réserves sur l'établissement d'une accoutumance définitive.

Nous avons, cependant, observé des cas de phlébites des membres inférieurs, sérieuses, guérir sans laisser de traces et, pendant dix ans, ne compromettre en rien l'activité des membres inférieurs.

Œdème après infection des parties molles ou des os. — Mêmes conséquences que pour la phlébite. Aussi est-il inutile de s'étendre longuement sur ce point. La durée de l'accoutumance est impossible à prévoir et sa réalisation doit n'être acceptée — après un temps suffisant — que sous toutes réserves.

Œdème dur. — Dans la grande majorité des cas, l'œdème dur traumatique est d'origine artificielle. Il est causé par des chocs répétés. Cette affection procède par épidémie et il suffit d'une intervention énergique du médecin pour arrêter la production de nouveaux cas. Dans les cas, très rares dans la pratique des maladies d'assurance, où l'œdème dur n'est pas artificiel, la durée de celui-ci est cependant plus longue que celle de l'œdème ordinaire. C'est dire que la détermination de l'accoutumance dépendra avant tout du diagnostic.

Œdème par compression. — Une compression cicatricielle ou autre, au niveau de l'aisselle, de la gouttière radiale, du genou, etc., peut donner lieu à de l'œdème qui persistera tant que la cause n'aura pas disparu.

Les douleurs

L'accoutumance à une mutilation permanente ou à des états pathologiques passagers est fréquemment retardée par des troubles nerveux, par de la douleur.[1] Celle-ci peut être l'indice d'une guérison imparfaite et imposer la continuation du traitement; elle peut révéler l'existence de lésions latentes ou encore dévoiler l'aggravation d'une affection post-traumatique.

Une sensibilité plus ou moins grande des tissus lésés succède à un grand nombre de traumatismes. On ne peut réellement admettre que l'adaptation fonctionnelle s'est réalisée que lorsque l'emploi du membre ne s'accompagne plus d'aucun phénomène douloureux.

[1] Il n'est pas tout à fait exact de parler d'accoutumance à la douleur. Car, ou bien celle-ci est l'indice d'une lésion en activité ou latente, et il faut en attendre la guérison avant de favoriser l'accoutumance, ou bien elle est le résidu d'un traumatisme dont les suites tendent à disparaître, et, dans ce cas, le symptôme douleur s'atténuera peu à peu au fur et à mesure qu'il permettra mieux l'accomplissement du travail. En définitive, ce n'est pas l'accoutumance à la douleur qui doit triompher, mais c'est cette dernière qui doit disparaître. Si nous parlons d'accoutumance ici c'est, qu'à notre avis, le travail peut être repris dans bien des cas progressivement, même lorsqu'il persiste une certaine douleur après un traumatisme; le travail aura, en général, pour effet d'accélérer la disparition de ce symptôme.

Cette sensibilité particulière, qui peut revêtir, dans certains cas, le caractère de véritable douleur se manifestant spontanément ou à la suite de pressions, etc., s'atténue dans la règle avec le temps, lorsqu'aucune cause pathologique ne l'entretient.

L'exercice, la reprise d'un travail modéré, puis progressivement renforcé, contribuent souvent à faire disparaître ces états douloureux qui proviennent de ce que les tissus traumatisés ne sont pas encore assez résistants et capables de supporter tous les contacts.

De même qu'on habitue la peau d'une main délicate à manier des instruments pesants, en répétant souvent le même exercice, de même on habitue les tissus traumatisés à recevoir des chocs, sans douleur, en répétant les mouvements qui les y exposent, d'abord prudemment, puis, de plus en plus fortement.

La douleur qu'éprouvent aux contacts divers les tissus fraîchement cicatrisés, s'atténue dans la règle dans un temps qui peut varier de quelques jours à plusieurs mois. L'extrême sensibilité des terminaisons nerveuses s'émousse précisément sous l'influence des contacts fréquents. Elle ne doit donc pas toujours s'opposer à la reprise d'exercices destinés, mieux que tout traitement médical, à en assurer la disparition.

Les cicatrices terminales elles-mêmes, non compliquées, finissent par devenir indolores et ne constituent pas un obstacle permanent au développement de la capacité de travail.

Dans les fractures, la douleur causée par la compression des nerfs par le cal, peut durer longtemps. Il se peut, dans ce cas, que l'adaptation devienne impossible même après intervention chirurgicale.

Imbert, Oddo et Chavernac distinguent, avec raison, après les fractures, une convalescence fonctionnelle, sociale et une convalescence ouvrière. L'accoutumance nous paraît être un élément important de ces convalescences. C'est au moment de la seconde de ces périodes, que la reprise du travail devient indiquée, travail modéré puis progressivement renforcé.

Il ne faut pas oublier que certaines fractures, celles du membre inférieur notamment, qui doit supporter le poids du corps, celles du calcanéum, en particulier, peuvent s'accompagner de phénomènes douloureux persistant pendant de longs mois ou même des années.

A la suite d'une fracture, on peut observer la perte matérielle, la perte fonctionnelle ou la perte professionnelle d'un membre (Imbert, Oddo et Chavernac). Il arrive assez souvent que ce soit la douleur qui s'oppose, dans ces trois alternatives, à l'adaptation fonctionnelle. Seulement, il est rare que ces phénomènes douloureux soient permanents et définitifs, à moins d'une raison déterminée telle que la compression d'un tronc nerveux, la présence du névrome terminal, etc. Les douleurs peuvent persister, dans certains cas, sans qu'il soit possible de le prévoir.

Au membre inférieur, il faut encore faire intervenir, dans l'évaluation de l'accoutumance, le temps mis pour réaliser l'adaptation à un appareil de prothèse.

Nous n'avons envisagé ici que les douleurs consécutives aux cicatrices cutanées et aux fractures. Il va sans dire qu'un grand nombre d'autres états post-traumatiques des membres peuvent s'accompagner de douleurs plus ou moins persistantes, qui exerceront une influence sur l'adaptation. Ce serait dépasser les limites de ce travail que d'envisager séparément toutes les affections des membres qui peuvent engendrer des troubles nerveux permanents, d'autant plus que, dans ce domaine, on peut observer des écarts si considérables d'un cas à l'autre, que des considérations générales ne présenteraient plus aucun intérêt.

Les Raideurs et Ankyloses

Nous abordons ici une question qui joue un rôle capital dans la question de l'accoutumance.

Dans quelle mesure l'adaptation fonctionnelle d'un membre peut-elle se réaliser, lorsque le traumatisme a laissé après lui une ankylose ?

Il faut distinguer d'emblée les raideurs passagères et les ankyloses définitives. La raideur d'une articulation peut provenir de son immobilisation pendant le traitement. Elle disparaît en général complètement. Il en est autrement si la gène fonctionnelle dépend de la présence dans le voisinage (surtout du côté de la flexion d'une cicatrice rétractile, par exemple. Dans ce cas, le rétablissement des fonctions normales peut être compromis et l'accoutumance variable. Les ankyloses consécutives à des fractures articulaires sont très souvent définitives ; il en est de même dans les cas d'inflammation articulaire.

On peut dire d'une façon générale que toutes les ankyloses (sauf celles qui succèdent à une affection tuberculeuse) bénéficient de l'exercice et que la reprise du travail doit s'effectuer aussi rapidement que possible pour éviter qu'elles ne deviennent permanentes.

Il n'est pas possible d'établir, au point de vue médical, les limites dans lesquelles une ankylose peut être considérée d'avance comme définitive ou non. Il ne faut donc pas trop se presser pour déclarer qu'une raideur articulaire est ou n'est pas susceptible d'amélioration.

Nous ne voulons pas nous attarder ici sur les causes et la nature des lésions qui peuvent entraîner l'ankylose d'une jointure. Elles sont connues de tous les médecins. Nous n'envisagerons que le fait acquis et ses conséquences : la limitation des mouvements.

Doigts. — Chacun sait qu'un doigt raide est surtout gênant lorsque l'ankylose se fait dans l'extension. Ce doigt s'accroche aux obstacles qu'il rencontre, il s'oppose au mouvement de préhension à pleine main, de préhension digitale, de préhension digito-palmaire ou empaumement. L'attitude la meilleure pour un doigt ankylosé est à peu près la demi-flexion.

L'ankylose digitale est très souvent plus préjudiciable que la perte anatomique correspondante, et l'adaptation se réalise souvent moins facilement pour un doigt raide que pour un doigt qui manque. D'autre part, l'ankylose d'une articulation médiane ou terminale d'un doigt peut se compenser par l'exagération des fonctions de l'articulation basale. Il est assez difficile de prévoir le caractère définitif d'une ankylose digitale. C'est pourquoi le système des rentes révisables nous apparaît comme excellent, en ce sens qu'il permet de juger, à des intervalles variables, du degré de raideur d'un membre et de ses conséquences fonctionnelles et économiques.

Pour les détails plus précis concernant l'adaptation fonctionnelle d'un membre ankylosé, voir nos tableaux personnels et le chapitre sur la jurisprudence du R.V.A.

Poignet. — L'ankylose du poignet est préjudiciable aux fonctions de la main ; cependant la suppression d'une partie des mouvements de cette articulation peut être compensée par certains mouvements du coude ou de l'épaule. L'ankylose la moins gênante est l'ankylose rectiligne ou avec légère flexion.

Coude. — L'ankylose la plus favorable aux fonctions de cette articulation est l'ankylose en demi-flexion (angle légèrement aigu).

Epaule. — L'absence d'une certaine partie des mouvements de l'épaule peut être compensée par une mobilité plus ou moins anormale de l'omoplate ; mais cette mobilité ne dépasse pas un certain degré. Dans un grand nombre de professions, l'ankylose du coude ou de l'épaule ne compromet pas complètement l'accomplissement du travail et permet une adaptation fonctionnelle suffisante, parfois même très bonne.

Pied. — L'ankylose des orteils peut retarder l'adaptation à la marche, par les douleurs que cet exercice engendre. Mais dans la règle, la marche n'est pas définitivement compromise.

L'ankylose de l'articulation tibiotarsienne entraîne la claudication, mais elle est compatible avec l'exercice d'un grand nombre de professions, notamment les professions d'atelier. La position accroupie peut être impossible, mais sera remplacée par la station à genou. L'attitude la meilleure est la flexion à angle légèrement aigu.

Genou. — L'ankylose du genou rectiligne avec très légère flexion permet la marche avec claudication parfois à peine apparente. Elle s'oppose à la station accroupie ou à genou. L'adaptation fonctionnelle à cette infirmité dépendra donc de la profession du sinistré et de son genre d'activité. L'ankylose en flexion peu accusée entraîne la claudication, mais permet souvent une activité plus variée que dans l'alternative précédente. La flexion très accusée est très préjudiciable au travail.

Hanche. — L'ankylose en flexion, adduction ou abduction, est mauvaise ; l'ankylose rectiligne peut être compatible avec une accoutumance remarquable, sauf dans certaines professions (manœuvres, agriculteurs etc.). Les mouvements de la hanche supprimés, sont suppléés dans une certaine mesure par ceux du bassin et de la colonne vertébrale ; cependant, il faudra toujours tenir compte de la faculté d'accoutumance à la station assise, accroupie ou fléchie, souvent compromise.

Les troubles trophiques et anesthésiques

L'accoutumance aux troubles trophiques dépend de leur cause, de leur durée, de leur étendue et de leur marche. En général, ces troubles s'opposent longtemps à une adaptation fonctionnelle, et, lorsqu'ils s'aggravent au lieu de s'amender, ils peuvent accentuer le dommage causé par l'accident.

Les troubles de la vascularisation sont souvent influencés favorablement par le travail et l'exercice et permettent une accoutumance complète.

L'atrophie des os, la raréfaction osseuse, les modifications des ligaments etc., sont susceptibles d'entraver plus ou moins l'accoutumance. Il en est de même des ulcérations cutanées de causes diverses.

Par contre il est rare de constater qu'un ouvrier ne s'accoutume pas à des troubles trophiques cutanés, lorsque ceux-ci ne prennent pas une allure grave, un caractère douloureux, etc. L'amincissement de la peau, si souvent constaté après les traumatismes et l'immobilisation des doigts, ne s'oppose pas, en général, à l'adaptation fonctionnelle du membre.

Nous n'avons pas en vue ici les troubles trophiques des membres consécutifs aux lésions des centres nerveux, qui peuvent entraîner des diminutions de capacité de travail permanentes et immuables.

Les *anesthésies* cutanées constituent, dans certaines professions, un danger permanent, en exposant le membre à subir un nouvel accident. Il sera bon de déterminer, dans chaque cas, le genre d'activité du blessé et de voir si le siège de l'anesthésie est capable d'entraver l'exercice de sa profession.

Lorsque la zone d'anesthésie est petite, elle permet, dans la règle, une accoutumance complète, même pour des ouvriers dont la profession exige une adresse spéciale.

L'Atrophie musculaire

Presque tous les traumatismes des membres s'accompagnent d'atrophie musculaire, d'autant plus visible que la masse des muscles sera plus grande.

Cette atrophie persiste souvent très longtemps, après la guérison de la blessure. Lorsqu'elle a disparu, on peut envisager l'adaptation complète comme réalisée.

Mais sa persistance n'implique pas toujours l'existence d'une incapacité relative.

L'appréciation du degré d'atrophie musculaire d'un membre, présente certaines difficultés. On a l'habitude de mesurer l'atrophie musculaire en comparant le périmètre du membre à différentes distances à partir d'un point de repère, d'une saillie osseuse fixe. On peut cependant se tromper en présence de masses musculaires dont le volume ne correspond pas exactement des deux côtés : ainsi, la saillie maximale du mollet n'est pas toujours située exactement à la même distance de la malléole ou de l'apophyse tibiale antérieure. Il sera donc parfois nécessaire de comparer les périmètres pris au niveau « des plus fortes saillies musculaires » et non pas à égales distances d'un point donné.

L'atrophie musculaire peut être masquée par de l'œdème, et tel membre malade qui aura le même volume extérieur que l'autre, sera cependant le siège d'une atrophie musculaire parce qu'il sera le siège d'un peu d'enflure. L'atrophie apparente peut se produire très vite après un accident ; ainsi dans les fractures de cuisse ou surtout dans les traumatismes du genou, les masses musculaires de la cuisse sont affaissées, aplaties, mais leur périmètre n'est changé que plus tard.

Un membre peut paraître atrophié, parce que les muscles du membre sain seront hypertrophiés par suractivité.

L'atrophie musculaire peut persister très longtemps, surtout d'une façon permanente à la suite d'une infirmité qui ne compromet plus la capacité de travail.

Il ne faut pas considérer seulement le degré d'atrophie d'un muscle, mais la *qualité* du tissu musculaire, sa puissance d'activité. Et les cas sont nombreux (voir jurisprudence du R. V. A.) où le membre se comporte normalement au point de vue fonctionnel et où, cependant, il persiste un certain degré d'atrophie.

Perte anatomique

L'adaptation fonctionnelle d'un membre qui a subi une perte anatomique est, dans la règle, remarquable. Le développement des fonctions de suppléance n'est pas entravé par un obstacle tel qu'un organe ankylosé. Il peut se faire en toute liberté, si les conditions générales le permettent. Il s'impose à la victime comme une nécessité inéluctable ; et lorsque l'âge n'est pas trop avancé, on assiste à des résultats parfois surprenants.

D'une façon générale, l'accoutumance à une mutilation consistant en une perte anatomique pure, sans complications, est plus facilement réalisable que dans les cas d'ankylose, etc. Lorsqu'il s'agit d'une perte peu étendue, une partie de phalange par exemple, l'accoutumance se réalise, dans la règle, rapidement, et n'entraîne aucune diminution de la capacité de travail.

Pour les conditions dans lesquelles se réalise l'accoutumance à une mutilation accompagnée de perte anatomique, voir le chapitre sur les « facteurs de l'accoutumance », les résultats de notre statistique et la jurisprudence du R. V. A.

V

DES MOYENS D'ACCÉLÉRER L'ADAPTATION FONCTIONNELLE

Toute tendance à favoriser l'adaptation fonctionnelle d'un membre traumatisé, a pour but les deux points suivants :

1° *Atténuer l'hypersensibilité de la partie lésée, augmenter sa souplesse, faire disparaître l'œdème dont elle est le siège, etc., en un mot : rendre aux tissus un état compatible avec le travail.*

2° *Développer les fonctions destinées à suppléer momentanément ou définitivement à celles qui font défaut.*

Lorsqu'il est à prévoir que le traumatisme ne laissera pas, après lui, un dommage permanent, l'effort du médecin consiste, surtout, à rendre aux tissus lésés, aussi rapidement que possible, leur état normal. Les traitements divers, massages, douches, mécanothérapie, exercices variés, y pourvoiront. On ne fera appel aux fonctions de suppléance que momentanément, et jusqu'au jour où la partie lésée sera apte à supporter les efforts exigés par le travail.

Nous verrons tout à l'heure, combien la reprise rapide du travail est un facteur important de cette guérison.

Dans les cas où l'accident a pour conséquence une lésion permanente, une infirmité, l'effort principal doit porter, une fois la guérison des tissus obtenue, sur le développement fonctionnel des parties du membre qui pourront suppléer à la fonction perdue.

Ici encore, la reprise du travail nous apparaît comme l'élément primordial du problème à résoudre.

Envisageons successivement les moyens dont nous disposons pour favoriser, pour accélérer l'adaptation fonctionnelle d'un membre traumatisé.

A. Traitements divers

L'emploi du massage, des douches, de l'électricité, est courant, dans le traitement des « résidus » post-accidentels.

Pour hâter la disparition d'un œdème, pour favoriser l'assouplissement d'une jointure, pour renforcer la tonicité musculaire ou pour mobiliser des tendons plus ou moins fixés, on ne saurait mieux faire que de soumettre le sinistré à des traitements de cet ordre qui, incontestablement, sont du plus grand secours.

Ces ressources thérapeutiques sont principalement applicables, au début de la convalescence, lorsque la région traumatisée est encore trop sensible ou trop raide pour affronter la reprise du travail.

Mais nous insistons sur ce point : il est inutile de les poursuivre trop longtemps, à moins d'indications spéciales, car il arrive un moment où l'exercice *actif* permet d'obtenir plus vite de meilleurs résultats. Or, comme nous allons le voir, le travail est le meilleur des exercices actifs[1].

[1] L'exercice en commun, sous la surveillance d'un chef ou d'un ouvrier intelligent, est un excellent procédé trop peu employé.

On pourra, cela va sans dire, continuer les massages, etc., pendant les premiers temps de la reprise du travail, bien que ce procédé ait l'inconvénient de diminuer l'énergie que met l'ouvrier à s'appliquer à son travail, et de ralentir les efforts qu'il doit nécessairement déployer pour vaincre les premiers obstacles.

En outre, suivant la mentalité du sinistré, la continuation de ces traitements aboutit souvent à faire croire à la victime que son état est plus grave qu'il ne l'est réellement. La porte est ouverte au chômage abusif, qui exerce sur certains caractères un irrésistible attrait.

B. Instituts

Il existe deux sortes d'Instituts pour accidentés du travail.

Les premiers, Instituts mécanothérapiques, etc., *poursuivent un but thérapeutique*. Ils s'adressent aux sinistrés qui ne sont pas encore tout à fait guéris, ni en mesure de reprendre leur travail.

Dans ces établissements, on cherche, au moyen d'appareils divers, à faire disparaître tel symptôme gênant, plus particulièrement les ankyloses. Primitivement, ces instituts offraient à leur clientèle des instruments destinés à imprimer des mouvements méthodiques et définis, à une articulation raide, par exemple ; à provoquer certains efforts musculaires salutaires, etc.

Dans plusieurs villes, on s'est avisé que ce n'était pas suffisant et on a commencé à adjoindre à ces Instituts, des salles où les ouvriers peuvent se remettre en contact avec les instruments dont leur profession exige l'emploi. De cette façon on ne traite pas une lésion pour elle-même, mais bien en ne perdant pas de vue le but final auquel il faut aboutir : rendre l'ouvrier à son travail.

Ce procédé a de grands avantages : il permet, notamment, la mise en jeu des fonctions de suppléance, pendant tout le temps où le membre traumatisé ne peut participer, comme il conviendrait, à l'action commune. Ainsi, ménagée au début, la région blessée s'habitue peu à peu à reprendre ses fonctions habituelles, l'adaptation se réalise insensiblement jusqu'au jour où toute trace des conséquences de l'accident ayant disparu, on peut parler de guérison définitive.

Lorsque le dommage n'est pas passager, mais qu'il existe une mutilation durable, le sinistré prend l'habitude de travailler en tenant compte de sa nouvelle situation, et, progressivement, développe, dans le but précis qui l'intéresse, les fonctions indispensables à l'exercice de sa profession.

C'est ainsi que nous avons vu, dans certains instituts d'Allemagne, des ouvriers terrassiers remplir de sable, au moyen de pelles, un tonneau qui se vidait au fur et à mesure. D'autres ouvriers s'essayaient à manier le marteau, la lime ou la scie, etc., etc.

On peut varier ces exercices à l'infini. Et la répétition constante d'un mouvement donné qui exige l'effort, non pas du seul membre malade, mais du corps tout entier, dans la mesure où chacune de ses parties est appelée à participer à l'effort commun, aboutit d'une façon plus rationnelle et plus rapide au but désiré.

Une autre catégorie d'établissements s'occupe des victimes du travail, une fois leur état devenu définitif.

Ce sont les *Ecoles d'apprentissage*. Elles ne s'adressent qu'aux mutilés, aux sinistrés dont le dommage est permanent, et aux estropiés de toutes sortes.

Commencé en 1872, en Danemark, le mouvement ne tarda pas à s'étendre à d'autres pays et, aujourd'hui, on compte des instituts ou écoles pour estropiés à Gothembourg, Carlskrona, Helsenborg, Helsingfors, Stockholm, Christiania, Nowawes, Altona, Charleroi, etc., etc. [1]

L'ouvrier mutilé, l'estropié accidentel ou congénital, ignorent souvent le parti qu'ils peuvent tirer de leurs membres anormaux. Trop facilement peut-être, ils se laissent aller au découragement et négligent les ressources immenses de l'adaptation fonctionnelle.

Ces écoles d'apprentissage comprennent des ateliers divers, cordonnerie, reliure et cartonnage, bourrellerie, confection de vêtements, vannerie ; on y joint l'étude de la comptabilité, etc. ; et chaque estropié ou accidenté peut choisir l'activité qui convient le mieux à ses aptitudes. Des appareils de contention spéciaux sont utilisés pour suppléer aux fonctions absentes.

On y réalise des prodiges : témoin le cas de ce pensionnaire de l'Institut de Charleroi qui, amputé des deux mains, était muni d'appareils de prothèse terminés par un aimant à droite et par un marteau à gauche et réussissait à enfoncer les clous nécessaires à la fabrication des brosses.

Il semble, à y regarder de près, que l'ingéniosité humaine n'a pas de limites et que tout mutilé, en apparence inutilisable, peut finir, à force de bonne volonté,

[1] Voir plus loin ce qui concerne les écoles pour mutilés de la guerre.

par reprendre un rang honorable dans la classe des travailleurs.

Ces instituts d'apprentissage accomplissent en outre une œuvre moralisatrice en donnant à leurs élèves le goût du travail, l'habitude de la discipline et de la régularité et en sauvant de la mendicité et de la déchéance un nombre d'individus encore trop resteint.

C. La reprise rapide du travail

On ne saurait assez mettre en évidence, l'utilité de la reprise rapide du travail, en vue de favoriser l'adaptation fonctionnelle d'un membre traumatisé. Nous l'appellerons « prématurée », en ce sens qu'elle doit, à notre avis, s'effectuer avant la disparition complète de tous les symptômes « résiduels », avant la « restitutio ad integrum » de tous les tissus.

Cette reprise rapide du travail agira, non seulement, en hâtant cette disparition, mais en développant, au plus haut degré, les fonctions de suppléance, momentanées ou définitives.

Nous venons de voir, dans les pages qui précèdent, que l'exercice, la mobilisation passive puis active, exercent une action salutaire sur la plupart des états consécutifs à des traumatismes des membres. Or, le meilleur exercice, celui que l'on cherche de plus en plus à imiter dans les établissements modernes, est bien celui que comporte l'activité professionnelle habituelle du sinistré.

Nous disons que cet exercice aura une heureuse influence sur la plupart des lésions post-traumatiques.

Il y a lieu, cependant, de faire d'emblée une réserve, pour toutes les affections consécutives à des accidents, et qui revêtent un caractère « inflammatoire ou néoplasique », affections qui ne sauraient guérir que dans l'immobilité ou qui nécessitent des traitements appropriés.

Mais ces affections mises à part, il reste encore un contingent énorme, de beaucoup le plus considérable, de traumatismes qui laissent après eux des troubles circulatoires, œdèmes, hyperhémie, stase, etc. ; des troubles nerveux : hypersensibilité ; des troubles de la motilité : raideurs, ankyloses plus ou moins complètes, atonies, atrophies musculaires, empâtements diffus, fixations de tendons, etc. ; des troubles trophiques : épaississement de l'épiderme, etc., etc.

Ces « résidus », qui forment la grosse part des conséquences des accidents du travail non mortels, bénéficient, dans la plus large mesure de tout ce qui pourra favoriser la circulation, atténuer l'impressionnabilité des terminaisons nerveuses, assouplir les ligaments et les tissus, fortifier les muscles, etc.

Or rien ne vaut, dans ce domaine, l'accomplissement du travail, avec ses efforts nécessaires, ses contacts obligatoires. Il n'y a pas de traitement orthopédique qui vaille ce traitement-là, parce qu'il est biologique, si l'on peut employer cette expression.

En effet, un ouvrier dont l'un des membres a été mutilé, et qui recommence à travailler, ménage tout d'abord la région blessée. Il supplée aux fonctions absentes par le fonctionnement des organes restés sains. La région blessée n'intervient donc, dans l'effort commun, que peu à peu, insensiblement, au fur et à mesure que son état s'améliorera. Et comme il est pour ainsi dire impossible de travailler en laissant complètement de côté une partie de son corps, cette partie, lésée, sera obligée d'entrer en action, selons ses moyens.

Et ainsi peu à peu, l'effort salutaire se fera sentir et d'autant mieux qu'il se poursuit dans un but utile, déterminé, à savoir : l'activité requise par la profession de l'intéressé.

La mobilisation active, ce moyen thérapeutique puissant de la plupart des résidus traumatiques, ce grand générateur de circulation, d'assouplissement, de renforcement, ne saurait être mieux réalisée que par l'exercice exigé par le travail spécial auquel le sinistré est soumis.

Tous les jours, on peut voir les résultats merveilleux de cette méthode. Ce n'est pas dans les instituts, même les mieux organisés, ni sous l'influence du traitement médical le mieux compris, que l'ouvrier mutilé apprendra à remplacer, par d'autres mouvements, les mouvements qu'il ne peut plus faire pour accomplir sa tâche. Les fonctions de suppléance ne se développent que par l'effort journalier et la pratique.

Or, cette pratique, il importe de l'utiliser le plus tôt possible, si l'on a pour but de réduire le chômage au minimum et de rendre aussitôt que possible l'ouvrier à son travail.

Regardez les résultats surprenants auxquels on parvient par l'accoutumance, et demandez-vous si cette dernière n'est pas fonction de la « pratique » du métier ?

Lorsque toute plaie est guérie, que tout pansement est inutile, lorsqu'il ne subsiste plus qu'un degré plus ou moins grand d'enflure, de raideur, d'hyperhémie ou d'hypersensibilité, la reprise du travail est indiquée et d'une efficacité incontestable.

Mais l'application du procédé comporte, dans la pratique, quelques difficultés :

Pour être efficace, la reprise rapide du travail devrait, en règle générale, être *progressive.* Il existe, sans doute, un assez grand nombre de blessés qui, une fois le traitement médical terminé peuvent reprendre du jour au lendemain leurs occupations. Ce n'est pas de ceux là dont nous voulons nous occuper, en envisageant plus spécialement l'adaptation fonctionnelle, mais bien de ces sinistrés qui présentent, après cessation du traitement, des « résidus » traumatiques divers (raideurs, enflures, etc.)

Or si ces « résidus » bénéficient largement de l'exercice, il est bien évident qu'on ne peut demander à leur porteur de travailler d'un jour à l'autre, comme s'ils n'avaient pas été blessés.

L'hypersensibilité des cicatrices, les œdèmes, les raideurs articulaires ne disparaissent que peu à peu, et, au début, elles offrent une gêne plus ou moins grande au travail. La suppléance fonctionnelle ne s'acquiert pas d'un seul coup. Ce n'est qu'à la longue qu'elle se réalise.

Le principal obstacle à cette reprise progressive du travail, si utile, réside dans l'opposition des patrons. Un grand nombre de ces derniers se refusent à employer un ouvrier qui ne possède pas toute sa capacité de travail. Trop peu comprennent la nécessité de fournir au sinistré tout d'abord un travail modéré, progressivement renforcé.

Il n'est pas besoin d'insister sur la valeur d'une

semblable thérapeutique « par le travail ». A côté du fait qu'elle présente des avantages objectifs indiscutables, elle s'oppose au chômage abusif qui pèse si lourdement sur l'assurance.

Que les patrons comprennent le rôle d'auxiliaires du médecin qu'ils ont à jouer et la difficulté sera levée.

Un autre obstacle provient de ce que les ouvriers eux-mêmes n'acceptent pas facilement la reprise du travail lorsqu'ils sentent encore quelque douleur ou quelque gêne. Il est particulièrement difficile de leur faire comprendre que le travail est un élément du traitement, qu'il accélèrera leur accoutumance, en favorisant mieux que toute autre thérapeutique, la disparition des symptômes dont ils se plaignent. Nous n'avons pas besoin d'ajouter qu'il faut savoir, en l'espèce, conserver une juste mesure et ne pas imposer la reprise du travail à un sinistré dont l'état pourrait en subir quelque préjudice.

Certaines personnes ont pensé qu'en engageant les ouvriers mutilés à reprendre le travail, *lorsqu'ils sont encore porteurs d'un pansement,* on accélérerait l'accoutumance aux suites d'un accident, en même temps qu'on diminuerait les charges de l'assurance. Nous ne pensons pas que la chose soit réalisable et nous sommes certains qu'elle pourrait avoir de graves inconvénients. Tout d'abord on ralentirait la cicatrisation des plaies, qui ont besoin de repos pour guérir, et finalement la durée du chômage ne serait pas raccourcie. Ensuite, si l'ouvrier déplace son pansement en travaillant, on risquerait l'infection et toutes ses conséquences.

S'il est vrai que l'exercice, le travail sont favorables

à la disparition des « résidus traumatiques », la guérison, la cicatrisation des lésions ne peuvent se faire que dans le repos.

Voici, à titre d'exemples, un certain nombre d'observations, tirées de notre pratique, se rapportant à des cas où nous estimions que la reprise du travail était possible et désirable, avant la guérison définitive des tissus. Nous y avons joint la mention des délais exigés pour la réalisation de l'accoutumance.

Ces faits démontrent tout ce que l'on peut attendre de l'accoutumance, pratiquement réalisée dans l'accomplissement du travail.

1. *Ecrasement de l'index gauche à son extrémité.* — Manœuvre, 34 ans. Accident le 24 juillet 1913. Etat le 19 août 1913 : Cicatrisation de la plaie. Il persiste une croûte sur le lit de l'ongle, qui est tombé. Cicatrice linéaire sur la face palmaire de la phalangette. Légère enflure du doigt et hypersensibilité. Légère raideur des articulations du doigt. Travail modéré puis progressif recommandé. Accoutumance en deux ou trois semaines.

2. *Fracture compliquée de la phalangette de l'index droit, avec section du tendon extenseur.* — Manœuvre, 23 ans. Accident le 7 juillet 1913. Etat le 15 août 1913 : Légère incurvation du doigt en dehors. Pas d'enflure. Il existe un peu d'hyperhémie. Consolidation complète de la fracture. Faible limitation des mouvements des phalanges. Force de la main diminuée. Peut travailler à la demi-journée pendant une semaine, puis en plein. Accoutumance au bout d'un mois.

3. *Fracture du calcanéum.* — Maçon, 31 ans. Accident le 22 mars 1913, chute de la hauteur d'un second

étage. Etat le 8 août 1913: Solidité du squelette complète. Articulation tibio-tarsienne non limitée dans ses mouvements. Pas d'augmentation de volume du calcanéum. Douleur dans le pied manifeste surtout aux mouvements de latéralité. Cet ouvrier travaille à la demi-journée depuis trois semaines. Reprise du travail en plein. Accoutumance (cessation de la douleur) sept à huit mois.

4. *Fracture du scaphoïde au poignet gauche.* — Manœuvre, 28 ans. Accident le 1er juillet 1913. Etat au 5 septembre 1913 : Pas de force dans la main. Léger gonflement au niveau du poignet. Limitation partielle des mouvements de cette articulation. Consolidation de la fracture. Le sinistré se déclare prêt à faire un travail modéré. Accoutumance : au bout de six mois.

5. *Fracture de Dupuytren, pied droit.* — Manœuvre, 24 ans. Accident le 9 juin 1913. Etat le 19 août 1913: Consolidation de la fracture. Douleur dans l'articulation tibio-tarsienne lors de la flexion forcée du pied. Léger empâtement périmalléolaire, indolore. Pas de claudication. Marche non douloureuse. Reprise du travail recommandée. Accoutumance quatre mois après l'accident.

6. *Distorsion du pouce droit.* — Mécanicien, 36 ans. Accident le 5 juillet 1913. Etat le 8 octobre 1913 : la douleur a persisté pendant deux mois. Pendant le premier mois elle a considérablement gêné l'activité de la main, mais la reprise du travail a pu s'effectuer quatre semaines après l'accident. L'accoutumance, c'est-à-dire la cessation complète de la douleur ne s'est réalisée qu'au bout de deux mois et demi après l'accident. Le

travail était cependant possible en plein depuis quatre semaines.

7. *Distorsion du pouce droit.* — Manœuvre, 21 ans. Accident le 15 juin 1913. Etat le 12 août 1913 : Craquements dans l'articulation métacarpo-phalangienne. Faiblesse de la main, douleur. Reprise du travail, après liquidation et octroi d'un délai de convalescence de quinze jours. Accoutumance : trois semaines plus tard.

8. *Ecrasement de l'extrémité du médius droit.* — Jardinier, 41 ans. Accident le 5 juillet 1913. Etat le 13 septembre 1913 : Perte du tiers de la phalangette. Cicatrice terminale, recouverte d'une croûte. Pas d'ankylose des articulations. Doigt sensible à la pression. Reprise du travail recommandée, pour atténuer cette hypersensibilité. Accoutumance : six mois.

9. *Perte partielle de la deuxième phalange du pouce gauche.* — Machiniste, 19 ans. Accident le 24 décembre 1912. Etat le 13 septembre 1913 : Perte partielle de la phalange terminale. Cicatrice paraterminale. Face palmaire recouverte d'épiderme épaissi. Phalange assez rapprochée de la peau, mais sans tendance à l'excoriation. Extrémité du doigt encore un peu sensible. L'ouvrier à repris le travail le 24 février (bricollage). Il revient à l'assurance aujourd'hui parce qu'il n'a pas de travail.

Accoutumance partielle au bout de trois mois; complète au bout de neuf mois.

10. *Mutilation de l'extrémité des médius et index droits.* — Contremaître ébéniste, 38 ans. Accident le 6 juillet 1913. Etat le 4 août 1913 : Médius : perte d'une partie, superficielle, de la phalange onguéale. Ongle enlevé aux deux tiers. Cicatrice sensible à la pression.

Doigt un peu enflé et raide. Index : Perte de tout le lit de l'ongle. Doigt enflé et raide. L'activité du sinistré consiste à lever des plans et à les rapporter sur des plateaux de bois. Il doit également manier ces derniers. Reprise du travail recommandée. Travail modéré pendant deux semaines. Accoutumance au bout d'un mois.

11. *Contusion de la cuisse droite.* — Contremaître maçon, 30 ans. Accident le 29 juillet 1913. Etat le 4 septembre : Cicatrice à un travers de doigt au-dessus de la rotule, souple, indolore. Douleur à la flexion forcée du genou. Reprise complète du travail le jour même. Accoutumance immédiate.

12. *Mutilation de l'ongle du pouce gauche.* — Manœuvre, 32 ans. Accident le 24 juillet 1913. Etat le 5 septembre : Perte de la moitié de l'ongle. Le pouce est enflé, la pression de l'articulation métacarpo-phalangienne est douloureuse. Reprise du travail en plein. Accoutumance au bout d'un mois et demi.

13. *Hygroma prérotulien opéré.* — Manœuvre, 23 ans. Opération le 23 août 1913. Extirpation, sutures. Etat le 13 septembre : Cicatrice opératoire souple. Mouvements du genou raides, conséquence du port du bandage. Reprise du travail partiellement le 29 septembre. Accoutumance au bout de trois semaines.

14. *Fracture de la clavicule droite.* — Manœuvre, 45 ans. Accident le 27 mars 1913. Etat le 12 septembre: Cal volumineux. Atrophie du bras de 3 cm. Mouvement d'élévation du bras ne dépassant pas l'horizontale. Faiblesse du membre. Reprise du travail conseillée. Accoutumance : le travail a pu être effectué sans trop de difficulté six mois après l'accident. L'accoutumance complète ne s'est réalisée qu'au bout d'un an.

15. *Rupture musculaire à l'épaule droite.* — Manœuvre, 28 ans. Accident le 14 juillet 1913. Etat le 13 août : Douleur à l'épaule. Mouvement d'élévation du bras partiellement limité. Reprise du travail le 27 août. Accoutumance en une semaine.

16. *Entorse du pied droit.* — Peintre, 36 ans. Accident le 2 juin 1912. Etat le 1er septembre 1913 : Manque de sécurité du pied. Marche possible. Léger empâtement périmalléolaire. Claudication très faible. Reprise du travail immédiate. Accoutumance : deux mois et demi.

17. *Ostéoarthrite de l'index droit.* — Camionneur, 18 ans. Accident (contusion violente) le 28 avril 1913. Etat le 10 septembre : Gonflement de la tête du deuxième métacarpien. Douleur. Flexion de l'index limitée. Reprise du travail le 10 juillet à la demi-journée. Accoutumance au bout de quatre à cinq mois.

18. *Fracture du calcanéum droit.* — Manœuvre, 20 ans. Accident le 3 mars 1913. Etat le 5 août : Déformation du pied. Voussure du dos de l'organe. Empâtement périachillien. Calcanéum augmenté de volume. Boiterie. Accoutumance au bout de cinq mois pour la marche. Pour le travail elle n'est pas prévue avant au moins un an.

19. *Distorsion du pouce droit.* — Maçon, 28 ans. Accident le 17 mai 1913. Etat le 1er avril : Epaississement de la première phalange du pouce droit. Os douloureux à la pression. Mouvements limités par la douleur. Reprise du travail le 7 avril. Accoutumance au bout d'un mois.

20. *Arrachement d'une partie de l'ongle de l'annulaire gauche.* — Maçon, 25 ans. Accident le 23 novembre

1912. Etat le 7 janvier 1913 : Perte des trois quarts de l'ongle. Croûte sur le lit de l'ongle. Reprise du travail immédiate conseillée. Reprise effective le 7 janvier. Accoumance : quelques jours.

21. *Hydarthrose du genou droit.* — Menuisier, 37 ans. Accident le 13 mai 1913 (choc d'une pièce de fer sur le genou). Etat le 2 juin : Plus de liquide dans l'articulation. Craquements articulaires. Mouvements non limités. Légère claudication. Difficulté pour se mettre à genou. Reprise du travail conseillée. Reprise effective au bout de cinq jours. Accoutumance : une semaine. Passé ce délai, il persiste quelques craquements, mais qui ne gênent pas le sinistré.

22. *Distorsion du pied droit.* — Manœuvre, 34 ans. Accident le 11 janvier 1913. Etat le 1er février: Gonflement dans la région du premier métatarsien. Pression de la tête de l'os douloureuse. Difficulté à marcher. Intégrité du squelette à la radiographie. Reprise du travail à la demi-journée conseillée. Revu le 6 juin 1913. L'état n'a pas changé ; il parait se joindre à l'affection primitive des lésions d'ordre rhumatismal ou goutteux. La reprise du travail est conseillée. Accoutumance : un an.

23. *Fracture de la jambe gauche au tiers inférieur.* — Maçon, 35 ans. Accident le 12 septembre 1912. Etat le 18 avril 1913 : Pas de raccourcissement. Cicatrice déprimée au tiers inférieur de la jambe devant le tibia ; mobile, indolore. Mouvements des articulations du genou et du cou-de-pied normaux. Atrophie du mollet. Reprise du travail conseillée. Accoutumance au bout de dix-huit mois.

24. *Mutilation des doigts à la main droite.* — Machi-

niste, 40 ans. Accident de toupie le 12 février 1913. Etat le 5 avril : Au médius droit, il existe une cicatrice linéaire à la pulpe de la phalangette, encore sensible, mais non adhérente à l'os. A l'annulaire, perte d'un tiers de la phalangette et de la presque totalité de l'ongle. Bon moignon terminal. Reprise du travail en. plein le 3 avril. Accoutumance : trois à quatre semaines.

25. *Mutilation de la main droite.* — Mécanicien, 30 ans. Accident le 25 mai 1914. Etat le 30 mai 1913 : Saillie anormale de l'apophyse styloïde du cubitus. Déformation du cinquième doigt qui est raccourci de 1 cm. et dont l'axe n'est plus rectiligne. Cicatrice tout le long de la face dorsale de ce doigt. Extrémité du doigt, recourbée. Flexion et extension, à peine limitées. Le cinquième doigt est ankylosé d'une façon complète, sauf à l'articulation métacarpo-phalangienne. Force de préhension de la main diminuée. Le sinistré ne se sert plus de son cinquième doigt, qui constitue plutôt une gêne. Actuellement, malgré ces infirmités, le sinistré travaille à salaire complet et l'accoutumance est entièrement réalisée. Cependant, il subsiste encore de la faiblesse de la main. Ce cas démontre que l'accoutumance peut se réaliser économiquement, lorsque l'état du membre lésé n'est pas encore considéré comme normal, lorsqu'il reste en état d'infériorité physiologique par rapport à ce qu'il était avant l'accident.

26. *Fracture de la jambe près de la mortaise tibio-tarsienne.* — Vitrier, 45 ans. Accident le 25 novembre 1912 (chute d'une échelle). Etat le 20 juin 1913 : gonflement diffus périmalléolaire, point douloureux au devant

de la malléole externe. Mouvements du pied peu limités. Enflure de la jambe. Marche douloureuse. Pas de signes de transformation tuberculeuse. L'accoutumance n'est pas réalisée, au bout de sept mois. La reprise du travail est conseillée. Ce blessé est perdu de vue.

27. *Fracture de la phalange de l'auriculaire gauche.* — Homme de peine, 45 ans. Accident le 16 septembre 1912. Etat le 31 janvier 1913 : Ankylose partielle de l'articulation de la première avec la deuxième phalange et de l'articulation métacarpo-phalangienne. Extension du doigt limitée aux deux tiers, flexion aux trois quarts. Douleurs à la tête de l'os. Le sinistré a repris le travail depuis deux mois. L'accoutumance est en grande partie réalisée, mais le sinistré éprouve encore un peu de gêne.

28. *Mutilation du médius gauche.* — Maçon, 36 ans. Accident : fin février 1913. Etat le 28 avril 1913 : perte des deux tiers de l'ongle. Lit de l'ongle sectionné dans sa partie terminale. Cicatrice à l'extrémité du doigt. Mouvements conservés. Reprise complète du travail le 29 avril. Accoutumance : deux semaines.

29. *Mutilation de l'auriculaire droit.* — Machiniste, 40 ans. Accident de toupie le 15 octobre 1912. Etat le 14 janvier 1913 : Aspect cylindrique de l'auriculaire, attitude en légère abduction. Perte partielle de la phalangette. Cicatrices multiples périonguéales. Ongle situé en partie à l'extrémité du doigt et non pas seulement sur le dos de la phalange. Proéminence de la deuxième phalange sur la face dorsale. Ankylose partielle des articulations du doigt. Reprise du travail le 21 février 1913. Accoutumance en un mois.

30. *Blessure de l'index droit.* — Manœuvre, 29 ans.

Accident le 11 octobre 1912. Etat le 7 janvier 1913 : Cicatrice palmaire et latérale. Légère atrophie du doigt, qui n'est plus sensible. Limitation de la flexion de la phalangette. Reprise du travail le 7 janvier. Accoutumance en quelques jours.

31. *Blessure du médius droit.* — Cultivateur, 40 ans. Accident le 9 octobre 1912. Etat le 15 janvier 1913 : Cicatrice dure, ligneuse, nodulaire située à la face palmaire du médius droit. Elle est encore sensible à la pression. L'extrémité du doigt est amincie en fuseau. Reprise du travail à la demi-journée depuis le 14 novembre. Accoutumance à partir de fin janvier, en un mois.

32. *Fracture des troisième et quatrième métatarsiens droits.* — Manœuvre, 32 ans. Accident le 19 février 1913. Etat le 17 mai 1913 : Enflure du pied à sa partie médiane. Douleur manifestement exagérée. Mouvements de la mortaise tibio-tarsienne, normaux. Consolidation complète de la fracture. Reprise du travail à la demi-journée depuis quelques jours. Reprise totale conseillée.

33. *Distorsion du pouce droit.* — Coltineur, 32 ans. Accident le 3 février 1913. Etat le 11 juin 1913. Craquements dans l'articulation métacarpo-phalangienne. Faiblesse du pouce. Reprise du travail. Accoutumance : une semaine.

34. *Fracture des quatrième et cinquième métacarpiens à droite.* — Manœuvre, 29 ans. Accident le 10 avril 1913. Etat le 16 juin 1913 : enflure passagère de la main. Mouvements normaux. Force de la main diminuée. Reprise du travail immédiate. Accoutumance rapide.

Il serait facile d'allonger encore cette liste. Nous nous sommes bornés à choisir, parmi les malades que nous avons eu l'occasion d'expertiser cette année, quelques cas typiques dont il a été possible de déterminer l'accoutumance. Il s'agit ici uniquement de sinistrés expertisés parce que leur médecin traitant estimait la reprise du travail désirable, mais voulait avoir encore l'avis d'un autre médecin, ou parce qu'il ne pouvait la faire accepter par la victime. On remarquera qu'il existe des disproportions assez grandes entre l'accoutumance à des blessures analogues. Cela provient tout d'abord des lésions, qui ne sont jamais les mêmes exactement; puis des victimes, de leur mentalité ; du médecin, qui saura plus ou moins bien raccourcir le chômage ; de l'âge du blessé, etc., etc. En un mot, il est très difficile d'établir des règles générales, permettant de pronostiquer avec certitude la durée de l'accoutumance, pour des lésions passagères. Seule l'expérience du chirurgien pourra servir de guide dans la fixation de ces délais. Ce que nous voudrions cependant mettre en relief, c'est la possibilité d'accélérer l'adaptation fonctionnelle d'un membre traumatisé en *cherchant à utiliser le travail comme moyen thérapeutique* pour hâter la disparition de certains symptômes et la mise en jeu des fonctions de suppléance.

D. Enseignement médical

Il importe que l'enseignement de la médecine des accidents du travail, institué maintenant dans un grand nombre d'Universités, se propose de mettre au courant les futurs médecins des modalités si variées du chômage abusif et des moyens à employer pour accélérer l'adaptation fonctionnelle. C'est là un des résultats pratiques les plus importants à obtenir.

Les jeunes praticiens sauront réduire à son minimum le chômage consécutif à un accident du travail, et contribueront, dans une mesure qu'il n'est pas exagéré de taxer de très importante, à la diminution des charges de l'assurance et, par ce fait, favoriseront l'extension de cette institution à de nouvelles classes de travailleurs.

VI

L'ACCOUTUMANCE HORS LA LOI SUR L'ASSURANCE-ACCIDENT

L'accoutumance à une mutilation est-elle plus rapide, lorsque le blessé est assuré contre les accidents ou lorsqu'il n'est pas soumis à la loi ?

On a publié des statistiques pour prouver que le chômage moyen consécutif à une blessure est plus long lorsque la victime est assurée que lorsqu'elle ne l'est pas.

Il est certain que les différences constatées dans la rapidité de l'accoutumance pour les pays qui accordent des rentes, et pour ceux, comme la Suisse, qui, jusqu'à présent, indemnisaient une fois pour toutes le dommage, au moyen d'un capital, démontrent que la législation exerce sur l'adaptation fonctionnelle une influence indiscutable.

Au reste, la simple réflexion permet de supposer que le blessé qui ne peut compter que sur lui-même, qui a charge de famille, saura faire tous les efforts pour triompher de la gêne causée par sa mutilation et s'accoutumera plus vite que l'ouvrier qui touche son salaire plus ou moins intégralement.

Il n'est pas rare de voir des mutilés prétendre ne pouvoir accomplir aucun travail, aussi longtemps que le règlement de leur sinistre n'est pas liquidé, se mettre à la besogne du jour au lendemain lorsqu'ils ont touché leur indemnité, et tirer un parti remarquable de leur membre infirme.

On peut donc admettre que, d'une façon générale, l'accoutumance est moins rapide chez les assurés que chez les non assurés, et d'autant plus lente que la loi prévoit, pour leur dommage, une réparation plus élevée (rente).

Il y a cependant des exceptions, et nous sommes persuadés que certaines lésions guérissent plus vite et gênent moins longtemps le travail chez les assurés.

Nous voulons parler des lésions qui s'améliorent sous l'influence de l'exercice, et dont les suites sont passagères.

Nous avons parfois entendu dire : « Voyez cette personne ; elle a subi un accident, elle n'est pas guérie et se plaint encore, bien que le traumatisme soit ancien. Si elle était assurée, on ne manquerait pas de lui reprocher d'exagérer ou de simuler. »

Il est vrai que l'on doit tenir un grand compte, en médecine des assurances, de l'évolution des blessures chez les non assurés, afin de tirer de leur comparaison avec celle des blessures des assurés de salutaires enseignements. Mais on peut répondre, dans bien des cas, à la déclaration ci-dessus : « Si cette personne, assurée ou non, avait été mise en demeure à un moment donné de reprendre son travail, elle se serait guérie plus vite. »

L'accoutumance est, en effet, fonction du travail et de l'exercice. Elle se réalise d'autant plus vite que le mouvement gêné est répété plus souvent et plus longtemps jusqu'à l'automatisme.

Or, cette répétition d'un mouvement ne s'effectue bien que si la victime d'un accident travaille régulièrement ou fait des efforts continus dans une même direction. Beaucoup d'oisifs ou de personnes pouvant se ménager, guérissent et s'accoutument moins vite qu'un blessé qui consent à reprendre le travail, avant sa guérison complète ou avant d'avoir retrouvé sa capacité de travail antérieure.

Il serait très intéressant de pouvoir comparer les statistiques concernant l'accoutumance à une mutilation ou aux suites d'une blessure, la durée de la gêne consécutive à des infirmités graves ou faibles, chez les assurés et les non assurés.

On a déjà publié, dans ce but, des statistiques sur la durée de la convalescence ou du traitement pour les fractures, d'où il résulterait que la durée de la convalescence chez les assurés était beaucoup plus longue, en moyenne, que chez les non assurés. Mais l'intérêt serait grand d'une statistique comparée sur l'accoutumance, non seulement physiologique, mais professionnelle et sociale.

Ces recherches, considérables, ne pouvaient faire partie de ce travail, mais nous espérons qu'elles seront accomplies un jour. A titre de renseignement, nous mentionnerons les quelques cas que nous avons pu recueillir et qui concernent l'accoutumance de personnes mutilées, non assurées.

Accoutumance après amputation de cuisse.
Résection du genou

Chacun connaît des individus qui, ayant été amputés de la cuisse, marchent et vivent, en somme, d'une façon assez satisfaisante. Mais il est intéressant de retrouver, parmi les travailleurs, des infirmes qui continuent à vaquer à des occupations réputées incompatibles avec la perte de la presque totalité du membre inférieur.

Observation de P. — 30 ans, atteint de tuberculose non traumatique du genou droit, suppurée, avec destruction d'une grande partie de la rotule, nombreux foyers osseux, fusées remontant presque jusqu'au pli de l'aine.

L'état général n'est pas mauvais ; il n'existe pas de foyers tuberculeux dans les poumons ou ailleurs.

Il y a six ans, résection du genou. La guérison s'obtient au bout de deux mois, et peu à peu le malade se remet à marcher. Le raccourcissement est de *six* centimètres. La consolidation est complète, la jambe solide. Le malade est obligé de porter une semelle un peu plus épaisse que de l'autre côté. Il boite encore actuellement.

En hiver, il exerce la profession de cordonnier. Mais en été, il est gardien d'une cabane du Club Alpin, située à 2500 m. d'altitude, au milieu du glacier. Il y monte sans trop de difficulté et ne se gêne pas pour faire des excursions dans la montagne.

Il a ressenti des douleurs, après l'opération, pendant un ou deux ans, puis l'accoutumance s'est effectuée.

Observation de Z. — Jeune homme de 30 ans, berger. Amputation de cuisse pour traumatisme grave du membre inférieur. Guérison normale. Le blessé refuse de porter une jambe artificielle et accepte « un pilon ». Il est revu quelques années plus tard en train de courir avec des chèvres, dans la montagne, dans un endroit très rocailleux et garni de broussailles.

Observation de G. — 36 ans, menuisier. A l'âge de 27 ans, il subit l'amputation de la cuisse droite. A la suite d'une infection générale, il se produit une arthrite de l'épaule gauche avec ankylose presque complète de cette articulation.

Actuellement, cet homme porte une jambe artificielle, avec pied. Il ne peut écarter le bras gauche à plus de 15 cm. du corps, ce qui supprime tout mouvement d'élévation latérale. Le bras est mobile en avant jusqu'à l'horizontale.

Il est cependant établi comme menuisier, pour la petite menuiserie. Il manie tous les outils de l'établi, rabot, scie, etc. Il peut traîner un char pesant 100 kg., pendant une heure. Il travaille à son compte et élève sa famille sans le secours de personne.

Détail suggestif : Cet homme se promenait un jour de carnaval dans la rue et il avise un mendiant, avec béquilles, qui lui demande l'aumône, parce qu'il a perdu la jambe. L'ouvrier lui raconte qu'il est dans la même situation et lui demande pourquoi il ne travaille pas. Le mendiant répond que s'il travaillait, il ne gagnerait pas autant. Pour n'être pas nouvelle, l'anecdote n'en est pas moins instructive pour ceux qui s'occupent d'accident du travail et de chômage abusif.

Observation de W. — Homme de 45 ans, tuberculeux, atteint d'abcès multiples, puis de pleurésie purulente et auquel on a amputé la cuisse pour tuberculose du genou. Actuellement, soit 15 ans après, cet homme fait le courtier pour la construction. Il fait ses courses lui-même et peut marcher plusieurs heures par jour. Il porte une jambe artificielle. C'est un homme très intelligent et entreprenant.

Observation de X. — 38 ans. Amputation de la cuisse droite il y a 15 ans. Cet ouvrier porte actuellement un appareil de prothèse (pilon). Il est garçon de ferme, s'occupe du bétail et de divers travaux dans la ferme où il est engagé, transporte des bidons de lait, nettoye les écuries, etc. Il gagne un salaire normal.

Observation de K. — 32 ans. Résection du genou atypique pour arthrite infectieuse. Ankylose complète rectiligne du genou droit, depuis 10 ans. Raccourcissement de 2 cm. Porte une chaussure sans semelle plus épaisse du côté sain. Cet homme est employé dans un bureau, mais nous l'avons vu nous-même suivre pendant toute une journée un bataillon d'infanterie pendant les manœuvres, courant à travers champs et ne se déclarant pas fatigué. Cependant au bout de plusieurs heures de marche, il était content de pouvoir monter sur une voiture.

Observation de H. — Homme de 48 ans. Amputation de la cuisse gauche au tiers inférieur, après un accident. Cet homme est ouvrier de campagne, et nous l'avons vu labourer un champ, à la pelle, tout en étant porteur d'un pilon résistant.

Accoutumance après perte de la main ou d'une partie de l'avant-bras

Nous avons retrouvé un manœuvre, un mineur, un charpentier et un chef entrepreneur, dont le premier avait perdu la main droite et les autres la main gauche et qui gagnaient respectivement au bout de vingt, vingt-trois et onze ans, un salaire journalier de 4 fr., 6 fr. 17, 5 fr. 60 et 170 fr. (ce dernier, par mois). Le mineur, qui avait 30 ans au moment de l'accident, et qui gagnait alors 4 fr. 50, recevait à l'âge de 50 ans, un salaire de 6 fr. 17.

Voici deux nouvelles observations de perte de la main et des deux tiers de l'avant-bras, qui n'ont pas empêché les victimes de reprendre une place très honorable dans le rang des travailleurs.

Observation de E. — *Perte totale de la main droite et des deux tiers de l'avant-bras droit.*

Cet ouvrier a travaillé jusqu'à l'âge de 20 ans sur un navire, en qualité de domestique. A cette époque, il est blessé dans une partie de chasse et on lui pratique l'amputation de l'avant-bras droit au tiers supérieur. Comme on lui proposait de le réengager s'il pouvait écrire de la main gauche, cet homme prend des leçons d'écriture, et au bout de quelques mois, il se présente à son capitaine, qui lui offre 100 fr. par mois au lieu de 150 — qu'il gagnait auparavant. Il refuse et cherche un autre emploi.

Au bout d'une année, l'accoutumance est réalisée. Il a appris à se servir de son moignon dans presque toutes les circonstances de la vie.

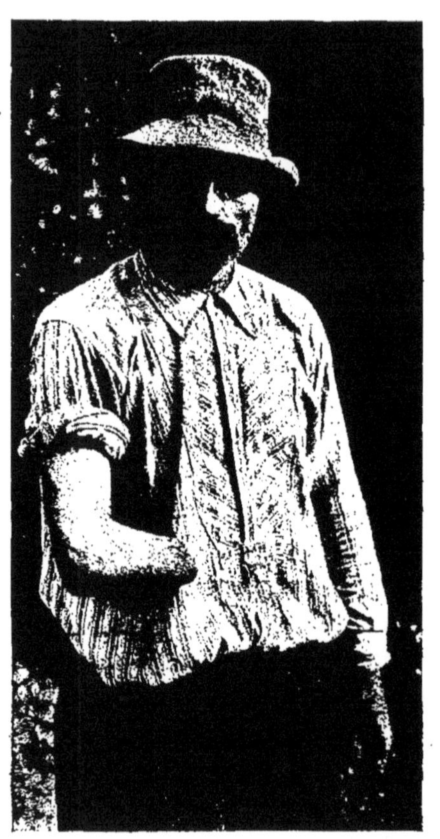

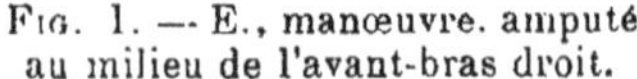
Fig. 1. — E., manœuvre, amputé au milieu de l'avant-bras droit.

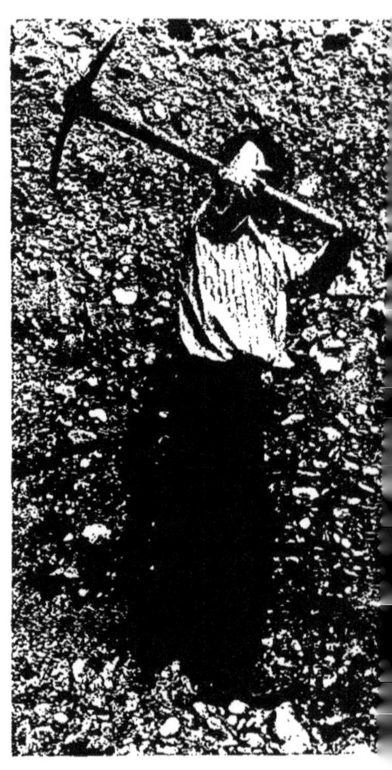

Fig. 2.— Manière dont E. se sert du p

Il choisit alors le métier de *manœuvre* et s'engage chez un entrepreneur de carrières pour extraire du sable. Il n'a pas changé de métier depuis 20 ans, et aujourd'hui, à l'âge de 40 ans, il passe encore pour un

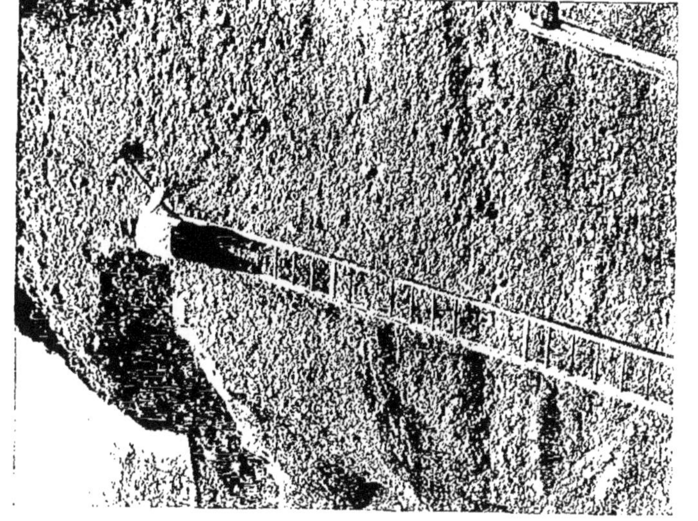

Fig. 4. — E. travaillant au pic.

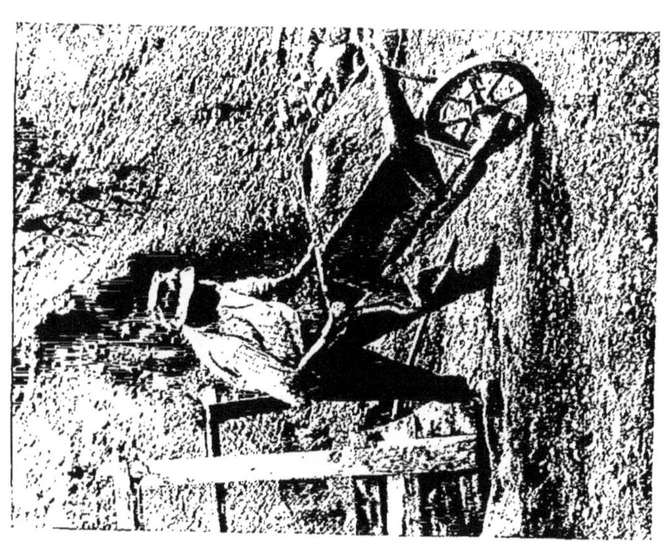

Fig. 3. — Manière dont E. transporte les brouettes.

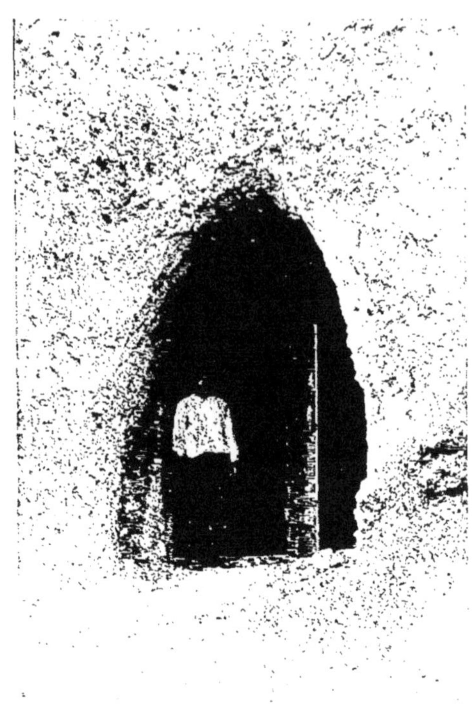

Fig. 5. — Cave avec porte entièrement construite par E.

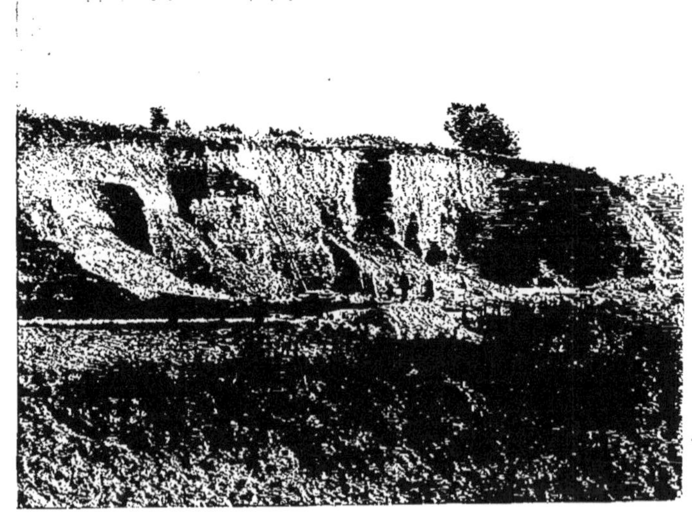

Fig. 6. — Travail réalisé presque exclusivement par E. pendant plusieurs années.

ouvrier très vigoureux et recherché. Il dédaigne le port d'un appareil quelconque. L'articulation du coude est très mobile, le moignon très résistant.

Cet ouvrier manie la pioche et la pelle avec une dextérité remarquable. Il attaque les parois de la carrière avec force et charge un tombereau plus rapidement que ses collègues. Nous l'avons vu à l'œuvre et avons été vraiment émerveillé. Il transporte des brouettes pleines de gravier. Il construit lui-même les brouettes dont son patron a besoin.

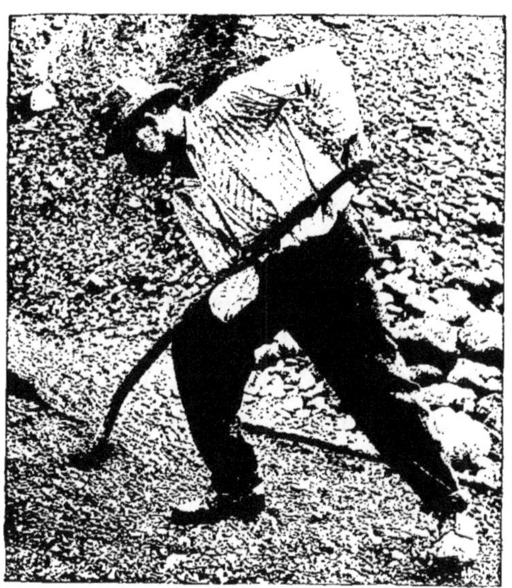

Fig. 7. — E. travaillant à la pelle.

Dernièrement, étant payé à la tâche, il a réussi à gagner le plus fort salaire de tous ses camarades. Il gagne actuellement 6 à 8 fr. par jour. Il a construit lui-même la charpente d'une maison, et nous avons vu une cave qu'il avait creusée lui-même dans l'intérieur de la montagne et dont il avait fermé l'entrée par un mur de maçonnerie composé de pierres transportables avec une seule main il est vrai, dans lequel était enchassée une porte, soutenue par des madriers épais, et munie de serrure, etc. Il manie tous les outils nécessaires à cet ouvrage. Pour planter un clou, il enfonce un peu ce dernier avec la main gauche puis frappe dessus avec un marteau.

La partie du moignon où appuie le manche des outils dont il se sert n'est pas calleuse. La peau a conservé une certaine souplesse, mais elle est doublée par une forte couche de tissu musculaire et adipeux.

Observation de H. — *Perte totale de la main gauche et des deux tiers de l'avant-bras gauche.*

Homme de 32 ans, ayant perdu, il y a quatre ans, la main gauche et les deux tiers de l'avant-bras, dans un accident de machine. Très rapidement, il a cherché du travail, et a pu se réengager dans une fabrique d'appareillage électrique, comme dessinateur. Au bout d'un an il se déclarait accoutumé à sa mutilation.

Actuellement, il gagne un salaire normal, égal à celui de ses camarades. Il dessine parfaitement bien, en tenant le crayon de la main droite, et en maintenant la règle ou l'équerre avec son moignon.

Notons encore que cet ouvrier fait toutes ses courses en bicyclette et qu'il nage avec plaisir.

Observation de N. — *Perte de l'avant-bras gauche.*

Homme de 45 ans ; a perdu l'avant-bras gauche dans un accident, il y a dix ans. Cet ouvrier porte actuellement une main artificielle, dont il ne se sert presque pas. Il est chef de bureau dans un fabrique d'appareils et accomplit, depuis plusieurs années son travail, à la satisfaction de ses patrons.

Nous pourrions signaler encore le cas de deux *chirurgiens,* l'un, amputé du médius avec ankylose en flexion forcée de l'annulaire droit, et l'autre porteur d'une ankylose en flexion forcée de l'index droit, qui accomplissent leurs fonctions d'opérateurs, sans difficultés.

Ces observations ne constituent pas, cela est évident, des moyennes normales. On pourrait tout aussi bien signaler des malades qui n'ont jamais pu s'accoutumer à leur infirmité.

Elles sont cependant instructives en ce sens qu'elles démontrent que certains mouvements sont *possibles,* certaines professions ou activité *réalisables* malgré les apparences contraires.

VII

ADAPTATION FONCTIONNELLE D'APRÈS LA JURISPRUDENCE DE L'OFFICE IMPÉRIAL[1]

Il nous a paru utile de mentionner les faits d'adaptation fonctionnelle consignés dans les arrêts de l'Office impérial à Berlin, afin de montrer les résultats aux-

[1] Office impérial allemand, d'après Die Rechtsprechung des Reichsversicherungsamtes bei dauernden Unfallschäden, de Liniger. Schwamm, Düsseldorf, 1912.

quels on parvient avec une législation qui prévoit la réparation des dommages aux moyen d'une rente.

Les jugements de l'Office impérial étant les seuls dont nous disposons aujourd'hui sur la matière, en nombre suffisant pour établir une comparaison, la place que nous avons accordée à leur mention se justifie pleinement.

Les délais d'accoutumance partent du jour de l'accident et s'arrêtent le jour où la rente a été supprimée.

On se rendra facilement compte que les écarts sont considérables d'un cas à l'autre, pour une mutilation analogue, ce qui empêche de prendre les chiffres indiqués pour base d'une évaluation fixe de l'accoutumance. D'une manière générale, ces chiffres nous paraissent excessivement élevés par rapport à ceux que nous constatons en Suisse, où, jusqu'à présent, l'indemnisation en capital était la règle.

Pouce droit

Ankyloses : Pour l'ankylose de la phalange onguéale du pouce droit en extension, nous notons les délais d'accoutumance suivants : 2 ans $^1/_2$, 2 ans $^3/_4$ - 3 ans $^1/_4$ (hyperextension), 8 ans - 9 ans (avec ankylose partielle de l'articulation basale et troubles trophiques) 10 ans (cicatrice adhérente). Ankylose en flexion : 1 an $^1/_2$.

Limitation des mouvements de la phalange onguéale, avec diminution de la sensibilité et épaississement de la phalange : 3 ans $^1/_2$. Ankylose de l'articulation basale en extension : 8 ans.

Perte anatomique :

Perte de 8 mm. du pouce droit : accoutumance : 2 ans
» moitié de la phal. ong. : . » 3 »
» $^2/_3$ de la phalange ong. : » 15 $^1/_2$ »
(avec limitation des mouvements des autres articulations.)

Perte totale de la phalange onguéale : accoutumance : 3 ans, 3 ans $^1/_2$, 4 ans à 4 ans $^3/_4$ (2 cas), 5 ans, 5 ans $^1/_2$ à 6 ans, 7 ans $^1/_2$ à 8 ans (2 cas), 10 ans (2 cas), 11 à 12 ans (2 cas), 21 ans $^1/_4$. Une fois seulement l'accoutumance s'est réalisée en 1 an $^3/_4$.

Perte totale de la phalang. ong. et de $^1/_4$ de la première phal. : 20 ans.

Or, tous les sinistrés que nous avons vu en Suisse et qui avaient perdu la phalange onguéale du pouce droit, étaient accoutumés à leur mutulation en *moins d'un an* après l'accident. C'est dire que, moins d'un an après l'accident, le salaire de ces ouvriers était le même ou plus élevé qu'avant l'accident et qu'ils se déclaraient eux-mêmes nullement gênés dans leur travail. C'étaient surtout des machinistes et des ébénistes. Il ne s'agissait, il est vrai, que de mutilations franches, sans suppurations ni autres complications.

Parmi les *considérants* intéressants contenus dans les arrêts susindiqués, nous devons mentionner :

1. Les callosités fortes de la main droite sont une preuve que la victime s'est complètement accoutumée à sa mutilation (arrêt du 16-6-09. Ia 22653/08).

2. La simple perte de la dernière phalange du pouce droit ne comporte que dans des conditions spéciales, lorsque l'accoutumance s'est réalisée, une diminution de la capacité de travail (arrêt du 5-10-05. Ia 9019/05).

3. L'accoutumance joue un rôle important d'après la jurisprudence de l'Office impérial, justement dans les dommages extérieurs, et justifie régulièrement la suppression de la rente dans les cas de petites mutilations des doigts, après un certain délai (arrêt du 21-12-09. Ia 7989/09).

4. L'évaluation de l'incapacité de travail consécutive à un accident ne dépend pas uniquement du point de vue médical, mais aussi de considérations économiques générales (arrêt du 16-10-11. Ia 24153/10).

Nous avons vu, d'autre part, l'Office impérial maintenir des rentes de 10-15 %, etc., après des mutilations du pouce droit, sans aucun motif et après avoir reconnu que la victime s'était accoutumée à sa lésion. Il admet notamment qu'après la perte de la dernière phalange et de la moitié de la première, malgré l'accoutumance constatée il reste toujours un certain degré de trouble fonctionnel de main (arrêt du 11-11-98 Ia 853008).

Nous avons retrouvé plusieurs cas de perte totale du pouce droit n'ayant entraîné aucune diminution dans la progression du salaire (maçon, manœuvre, menuisier, monteur de boîtes) avec une accomodation réalisée dans l'espace de quelques années au maximum.

Index droit

Ankyloses : Pour des ankyloses de l'index droit ayant pour conséquence l'éloignement de 2-4 cm. de l'extrémité du doigt de la paume de la main en cas de flexion des doigts, l'accoutumance a été déclarée réalisée dans les délais de : 4 ans 1/2, 7 ans à 7 ans 3/4, 6 ans, 8 ans à 11 ans 1/2.

Dans un cas où l'ankylose était plus prononcée et atteignait les trois articulations, l'accoutumance était effective déjà après 3 ans 1/2. Par contre, dans un cas où la flexion était possible, mais où l'extension était en partie limitée, l'accoutumance n'a été admise qu'après 14 ans.

Perte anatomique. — Perte de la moitié de la phalange onguéale, avec ankylose articulaire : 7 ans 3/4 (deux cas), 10 ans 1/2. Perte de la totalité de la phalange onguéale, avec ankylose : 7 ans à 11 ans. Sans ankylose : 11 ans à 11 ans 3/4. Perte de deux phalanges : 1 an 3/8 à 4 ans 1/2, 6 ans à 11 ans 1/2, 13 ans 1/2 à 14 ans 3/4, 15 ans 1/2 à 21 ans (deux fois). Perte de deux phalanges et de la moitié de la première : 1 an 1/2 (montagnard), 10 ans 3/4 à 18 ans, 10 ans (deux tiers de la première phalange).

Totalité de l'index : 6 ans 1/2 à 8 ans ; 10 et 12 ans.

Chez les femmes on n'admet l'accoutumance qu'après un délai plus long.

Dans plusieurs cas, l'Office impérial a maintenu des rentes de 10 % pour la perte totale de l'index droit, chez des femmes, bien qu'il eût recconnu que l'accoutumance était complète, et sans autre motif.

Parmi les *considérants,* notons :

1. Etant donné le jeune âge de la victime (24 ans), très favorable à l'accoutumance, l'ankylose de l'index ne constituera pas une limitation de la capacité de travail, mais un simple désagrément à peine appréciable dans le travail (8-9-10. Ia 23419/09).

2. L'expérience démontre que précisément pour la

couture, le médius supplée très vite à l'activité de l'index (arrêt du 16-1-12. Ia 10256/11).

3. Le fait que le sinistré gagne un salaire élevé après l'accident, ne doit pas être considéré comme dû à d'autres causes, car il est démontré que la victime accomplit le même travail que les ouvriers non blessés. L'accoutumance doit être considérée comme amélioration, au sens de l'art. 83 de la loi (arrêt du 9-11-07).

4. La perte, non compliquée, des deux dernières phalanges de l'index droit n'est pas considérée comme entravant la capacité de travail (arrêt du 24-11-06) pour la plupart des professions.

5. L'accoutumance est admise lorsque la sensibilité des moignons ou des parties lésées à disparu, quand les muscles ont retrouvé leur volume normal, quand on constate des callosités dans le voisinage, etc. (divers arrêts).

6. Dans les cas de perte de plusieures phalanges de l'index, l'expérience démontre qu'une fois que l'accoutumance est réalisée, dans la règle, la capacité de travail du blessé n'est plus entravée (arrêt du 21-2-10).

7. A la suite de la perte des trois quarts de l'index droit, le sinistré était devenu gaucher. Le fait que la main gauche est devenue la main principale ne doit pas être négligé, au point de vue des conséquences de l'accident et de leur signification. On doit en réalité se comporter, dans l'appréciation du dommage, comme si un droitier avait perdu l'index gauche (arrêt du 20-1-09).

8. Pour pouvoir accepter qu'il y a eu accoutumance, il faut considérer le fait qu'en dehors du temps écoulé la cicatrice est devenue indolore, qu'il existe des callo-

sités à la main droite, que la musculature du bras droit est d'un demi-centimètre plus forte qu'à gauche.

En outre le sinistré a été victime de son accident à l'âge de 11 ans, c'est-à-dire à un âge où l'accoutumance se réalise très facilement. En sorte qu'il ne reste plus, maintenant, que la perte pure, sans importance sur la capacité de travail (arrêt du 28-10-40).

Si nous comparons les délais d'accoutumance des cas de l'Office impérial avec ceux que nous avons pu retrouver, nous trouvons des différences énormes. Les sinistrés qui ont perdu l'index droit, en partie ou en totalité, étaient déjà accoutumés à leur mutilation, en Suisse, au bout d'une année, lorsqu'il ne s'agissait que de perte pure.

Dans les cas de complications (ankyloses, etc.) l'accoutumance était beaucoup plus longue, mais n'atteignait jamais des délais de 10, 15 ou 20 ans.

Médius droit

Ankyloses :

En flexion. Accoutumance : 2 $^1/_4$-3 $^1/_2$-14 $^3/_4$-15 $^1/_2$-20 ans $^1/_2$.

En extension : 6-14 ans.

A angle droit : 12 ans.

Ces délais sont indépendants du degré d'ankylose.

Perte anatomique :

Perte de 1 $^1/_4$ phalange : accoutumance : 1 an $^3/_4$.

» 1 $^1/_3$ » » 1 » $^1/_2$.

» 1 $^1/_2$ » » 3 »

Perte de 2 phalanges : accoutumance : 7-8-11-16 ans.
Perte du doigt entier : » 2 1/2-3-3 1/2-5-7-12-14-16 1/2-17-19-21 ans.

Ces délais sont indépendants de la profession.

Parmi les considérants :

1. L'ankylose en extension du médius droit, avec articulation basale libre, constitue seulement une incommodité pour les semailles, et n'entrave pas la capacité de travail (arrêt du 19-3-10).

2. La suppression du mouvement d'extension de l'articulation médiane du doigt est compensée par l'hyperextension de l'articulation basale (arrêt du 24-6-10).

3. La perte pure de une, deux et même trois phalanges du médius droit ne constitue pas, à la longue, une incapacité de travail (arrêts divers).

4. L'accoutumance est démontrée, par l'accroissement du salaire, par le temps suffisamment long écoulé depuis l'accident (arrêt du 25-4-6).

5. L'accoutumance est démontrée par l'accomplissement d'un travail pénible, par la présence de callosités sur la main, et par la musculature bien développée du bras (arrêt du 5-4-06).

6. L'accoutumance est démontrée non seulement par le temps écoulé depuis l'accident, mais encore et surtout par le développement puissant de la musculature du bras (arrêt du 5-5-06).

7. L'expérience démontre qu'un ouvrier qui a plus besoin de la force de sa main que de l'adresse de ses doigts (palefrenier) s'accoutume au manque du médius droit, de façon à accomplir avec les quatre doigts qui restent le même travail qu'il faisait autrefois avec tous ses doigts (arrêt du 1-2-09).

8. L'expérience démontre que, lors de la perte du médius droit, les autres doigts suppléent à la fonction du doigt manquant (arrêt du 31-5-10).

9. Il faut admettre que la sinistrée s'est accoutumée aux travaux manuels féminins, malgré la perte du médius, pendant le long temps (12 ans) qui s'est écoulé depuis l'accident, en remplaçant l'activité du doigt manquant par celle des doigts voisins (arrêt du 19-10-10).

Ces considérations concordent absolument avec celles que nous pouvons tirer de l'observation de nos cas personnels.

Annulaire droit

Ankyloses :

En flexion. Accoutumance : 1 et 2 ans.

Perte anatomique :

Perte de	1	phalange :	accoutumance :	1 1/4 et 2 ans.
»	1 1/3	»	»	17 ans.
»	2	»	»	1 et 7 ans.
»	2 1/2	»	»	2 et 16 ans.
Perte totale :			»	1 3/4-3-4 1/4-5-8-8-10-14-16-16-19 ans.

Parmi les considérants :

1. L'hyperextension de l'articulation basale du doigt, compense les conséquences de l'ankylose à angle aigu de l'articulation médiane (arrêt du 9-11-10).

2. La perte de la phalange onguéale et de la moitié de la phalangine de l'annulaire droit n'entrave pas l'exercice du travail d'agriculteur et ne constitue pas une infériorité sur le marché du travail (arrêt du 19-12-03).

3. La perte d'une phalange et demie de l'annulaire droit ne constitue pas, au bout d'un certain temps, une incapacité de travail (arrêt du 24-8-06).

4. La perte de deux phalanges de l'annulaire droit ne constitue pas une incapacité permanente après un certain temps. Car, l'annulaire n'est pas aussi important que les autres doigts, même pour les travaux féminins de ménage (arrêt du 2-3-07).

5. Perte totale de l'annulaire droit. Même lorsqu'aucun changement objectif n'est survenu, on doit admettre que l'accoutumance s'est complètement réalisée après un certain temps, et que les fonctions du doigt manquant sont suppléées par celles des autres doigts. Une infériorité sur le marché du travail n'existe pas à la suite de la perte de la plus grande partie de l'annulaire droit (arrêt du 31-3-06).

6. La perte totale de l'annulaire, chez un agriculteur de 42 ans, constitue peut-être une incommodité, mais n'entraîne aucune limitation appréciable de sa capacité de travail (arrêt du 19-11-10).

7. La jurisprudence de l'Office impérial, basée sur une longue expérience, admet que la perte totale de l'annulaire droit, une fois l'accoutumance réalisée, ne constitue pas d'une façon permanente, une diminution appréciable et économique certaine de la capacité de travail, dans la règle. Egalement pour des personnes du sexe féminin, ce doigt est de peu d'importance, aussi bien pour les travaux de ménage, etc. (accoutumance admise après 2 ans, arrêt du 4-5-08).

8. Dans le cas particulier, la perte de l'annulaire droit s'est accompagnée d'un rapprochement des troisième et cinquième doigts tel que c'est à peine s'il

existe un espace vide. Dans ces conditions, l'accoutumance peut être admise. Un an après la guérison, il n'existe plus de diminution appréciable de la capacité de travail, ni un dommage sensible pour la vie économique de la sinistrée (arrêt du 21-6-10).

Auriculaire droit

Ankyloses :

En flexion. Accoutumance : 1 1/2-4-6 ans 1/2.

En extension : 6 ans.

Perte anatomique :

Perte de 2 phalanges : accoutumance après : 10 ans.

Perte de la totalité du doigt : accoutumance après : 10 mois-16 mois-1 1/2-2-2-3-3 3/4-4-4-7-7 1/2-10-10 1/2-12-13 1/2-16-20-22 ans.

On conviendra que ces délais sont singulièrement élastiques. Ils sont indépendants de la profession du sinistré.

Parmi les considérants :

1. La perte anatomique pure soit de la troisième, soit de deux, soit de trois phalanges ne constitue pas, après accoutumance, dans la règle, une incapacité permanente de travail (arrêts divers).

2. La perte de deux phalanges, avec ankylose du moignon, par cicatrice, à angle droit (flexion) ne constitue pas, après accoutumance, une diminution de la capacité appréciable de la main (arrêt du 25-10-09).

2. L'augmentation de salaire depuis l'accident démontre aussi que l'accoutumance s'est réalisée (perte totale du doigt (arrêt du 16-3-06).

4. La perte d'une partie du métacarpien, consécutive à la perte de l'auriculaire, n'entraîne aucune incapacité de travail, mais, au contraire, d'après l'avis du Prof. L., permet mieux à la main de s'arrondir (arrêt du 11-7-10).

Blessures de plusieurs doigts de la main droite

Perte d'un tiers de la phalange onguéale du pouce et de deux phalanges de l'index : accoutumance après 2 ans 1/2, et dans un autre cas (avec déformation au lieu de la perte de la phalange onguéale du pouce) après 18 ans.

Perte de la phalangette de l'index et du médius : accoutumance après 6 ans.

Perte de la phalangette et de la moitié de la phalangine de l'index et du médius : accoutumance après 2 ans 1/2.

Ankylose de l'index (un tiers) et perte du médius : accoutumance après 4 ans.

Perte de deux phalanges de l'index et d'une phalange de l'annulaire : accoutumance après 20 ans.

Perte des trois quarts de la phalangette du médius et de l'annulaire : accoutumance après 6 ans.

Perte de la phalangette du médius et des deux tiers de la phalangette de l'annulaire : accoutumance après 2 ans, suppression de la rente après 11 ans.

Perte de la phalangette du médius et de l'annulaire : accoutumance après 15 ans. Dans un autre cas après 6 ans, dans un autre cas après 11 ans, pour la même profession.

Perte du médius droit, légère ankylose de l'annulaire, atrophie de 1 cm. de la musculature du bras : accoutumance après 8 ans (journalier).

Perte du médius et ankylose partielle de l'annulaire : accoutumance après 15 ans.

Perte du médius, légère limitation de l'extension des deux derniers doigts : accoutumance après 7 ans (journalier).

Légère limitation des mouvements de flexion des quatrième et cinquième doigts : accoutumance après 12 ans.

Ankylose à angle droit des quatrième et cinquième doigts. Articulation basale libre : accoutumance après 7 ans 1/2 (agriculteur).

Ankylose des quatrième et cinquième doigts en flexion légère. Atrophie du bras, 1/2 cm. : accoutumance après 13 ans.

Perte de la phalangette des quatrième et cinquième doigts : accoutumance après 9 ans (journalier).

Perte du cinquième doigt, légère ankylose du quatrième : accoutumance après 7 ans.

Perte du quatrième doigt, légère ankylose du cinquième : accoutumance après 11 ans (transporteur de bière).

Dans un grand nombre de cas de mutilations plus ou moins graves de plusieurs doigts de la main droite, les rentes ont été maintenues après plusieurs années ou diminuées. Dans la règle, elles ont été diminuées. Elles ne sont pas supprimées, *bien qu'une accoutumance complète ait été constatée,* parce que la victime se trouve, du fait de sa mutilation, en *état d'infériorité sur le marché du travail.*

Pouce gauche

Ankyloses :

En flexion. Accoutumance: 15 ans (phalangette) 3 ans $^1/_2$ (articulation basale).

En extension : 10-10-11 ans (phalangette) 6 ans pour les deux dernières articulations.

Perte anatomique :

1 cm. : accoutumance après : 8 ans.

Phalangette : accoutumance après : 1 $^1/_3$-1-7-13-14-15-18-23-23 ans.

1 $^1/_3$ phalange : accoutumance après : 6 ans $^1/_4$.

Pour la perte totale du pouce gauche, la rente n'est pas complètement supprimée, mais abaissée, après plusieurs années, à des taux de 10-20 %.

La perte pure de la deuxième phalange n'entraîne pas d'incapacité permanente, une fois l'accoutumance réalisée.

Dans les cas que nous avons pu retrouver, nous avons constaté que l'accoutumance se réalise parfois déjà au bout d'une année, pour la perte totale du pouce gauche. Il reste toujours l'infériorité sur le marché du travail, mais le gain lui-même n'est pas influencé.

Index gauche

Ankyloses :

En flexion. Articulation médiane : accoutumance, 7-11 ans.

» » basale : 14 ans.

» » terminale et médiane : 4 ans $^1/_2$ (demi-flexion) 11 ans.

n extension. Phalange onguéale : 4 ans $^1/_4$.
» » médiane : 16 ans.
» » basale : ?
» » onguéale et médiane : 5-9 ans.

Perte anatomique :

Perte de 1 cm. : accoutumance après : 7 ans $^1/_2$.
» phal. onguéale : accoutumance après : 5 ans.
» 1 $^1/_2$ phalange : » 2 $^1/_2$-9-ans. 14 ans.
» 1 $^2/_3$ » » 14 ans.
» 1 $^3/_4$ » » 6 ans.
» 2 phalanges : » 2-3 $^1/_2$-4 $^1/_2$-5-7-9-10-14 ans.
» 2 $^1/_4$ » accoutumance après : 9-9 ans.
» 2 $^1/_2$ » » 5-9-20-21-22-9 ans.
» la totalité du doigt : » 4 $^1/_2$-5-4 $^1/_2$-7 $^1/_2$-7 $^1/_2$-6-13-15-17-20-24 ans.

Par contre la perte de la totalité du doigt, plus la tête du métacarpien, permet l'accoutumance complète après 5-8 ans.

Parmi les considérants :

1. Lorsque l'accident est suffisamment ancien, la victime doit s'être accoutumée à sa lésion (arrêt du 21-12-09).

2. Il est admis que dans les cas où l'index ne peut participer au travail, il est suppléé d'une façon remarquable par le médius (arrêt du 28-10-11).

3. La victime doit s'être accoutumée à la perte de la phalange onguéale de l'index gauche dans l'espace de 5 ans (arrêt du 31-5-00).

4. La perte pure de deux phalanges de l'index gauche

ne comporte pas une incapacité permanente après accoutumance (arrêt du 10-1-03).

5. Il en est de même pour la perte de deux phalanges et demie (arrêt du 18-3-12).

6. Il en est de même pour la perte totale du doigt (arrêt du 30-9-11), et pour la perte totale du doigt accompagnée de la perte de la tête du métacarpien (arrêt du 21-10-11).

Médius gauche

Ankyloses : Les délais d'accoutumance varient entre 8-15 ans selon le degré d'ankylose et le nombre d'articulations prises. Cependant nous notons que ces délais ne sont pas proportionnels à la gêne apportée par la mutilation et qu'ils varient sans cause bien déterminée.

Perte anatomique :

Perte de 2	phalanges :	accoutumance après :	2-12-20 ans.
» 2 1/4	»	»	4 ans.
» 2 3/4	»	»	?

Perte totale du doigt : » 1-2 1/2-2 3/4-3-1-1/4-9-10-11 (3 fois)-12-16-17 (2 fois)-18 (2 fois).

Ces différences énormes, variant de 1 à 18 ans, pour la même lésion, ne dépendent ni de la profession, ni de l'âge de la victime.

Parmi les considérants :

1. L'expérience démontre que de semblables lésions (perte de deux phalanges) survenant à un seul doigt,

permettent une accoutumance très rapide (arrêt du 23-5-00).

2. La perte totale du médius gauche n'entraîne pas une incapacité permanente après accoutumance (arrêt du 7-5-07).

Annulaire gauche

Ankyloses : Les délais d'accoutumance varient de 3-14 ans, dans des cas variables, mais également sans proportion avec l'intensité de la mutilation ou la profession, ou l'âge de la victime.

Perte anatomique :

Perte de 1 phalange : accoutumance après : 18 mois.
» 1 $^1/_2$ » » 1 $^1/_2$-3 ans.
» 2 phalanges : » 10 mois-2-4-6 $^1/_2$-7-8 ans.
Perte totale du doigt : » 2-2 $^1/_3$-3-4 (2 fois)-4 $^1/_2$-5-6-7-9-19 ans.

La perte du doigt n'entraîne pas d'incapacité après accoutumance.

Auriculaire gauche

Les *ankyloses* comportent une accoutumance qui varie de 2-9 ans sans cause différentielle appréciable.

Perte anatomique :

Perte de 1 $^1/_2$ phalange : accoutumance après : 2 ans.
» 2 phalanges : » 20 mois-1 $^1/_2$-3-4 ans.
» 2 $^1/_2$ » » 3 ans.

Perte totale du doigt : accoutumance après : 1 $^{1}/_{2}$-2-2-13-16 ans.

» et de la moitié du métacarpien : accoutumance après : 3-5-6 ans.

La perte totale du doigt, accompagnée ou non de la moitié du métacarpien, n'entraîne pas, après accoutumance, une incapacité de travail.

Mutilations de plusieurs doigts de la main gauche

Nous indiquons ici les mutilations qui, d'après la jurisprudence de l'Office impérial justifient la suppression de la rente, après un certain délai d'accoutumance (le nombre des années après lesquelles la rente a été supprimée, est indiqué entre parenthèses).

Dans un grand nombre de cas, les rentes ont été seulement diminuées, bien que l'accoutumance complète ait été admise, pour des motifs qui ne sont pas toujours indiqués, mais parmi lesquels on peut supposer : délai écoulé depuis l'accident insuffisamment long, ou mutilation trop considérable et entraînant une infériorité sur le marché du travail, etc. Il en était de même pour la main droite.

1. Perte de la phalange onguéale du pouce gauche, ankylose de l'articulation terminale de l'index en extension, limitation de la flexion de l'articulation médiane (12 ans).

2. Ankylose de la phalangette de l'index et du médius en extension. Journalier (5 ans).

3. Perte de la moitié de la phalangette de l'index et du médius (temps non indiqué).

4. Perte de la phalangette de l'index et légère déformation du médius. Forgeron (6 ans).

5. Perte de la phalangette de l'index et du médius. Serrurier (3 ans).

6. Perte de la phalangette du médius et moitié de la phalangette de l'index. Monteur (19 ans).

7. Ankylose en flexion légère de la phalangette du médius. Perte de la phalangette de l'annulaire. Ankylose ancienne des doigts 2-5 (8 ans).

8. Perte de la phalangette du médius et de l'annulaire. Maçon (3 ans 1/2). Menuisier (16 ans). Presseur (3 ans). Métallurgiste (8 ans). Serrurier (15 ans). Meunier (9 ans 1/2).

9. Perte d'une phalange et demie du médius et d'une phalange de l'annulaire. Modeleur (4 ans).

10. Limitation des mouvements de la phalangette du médius, épaississement de la phalangine. Perte d'une phalange de l'annulaire et tiers de la phalangine. Limitation de la flexion. Ankylose de la phalangette de l'auriculaire. Agriculteur (non indiqué).

11. Suites d'un phlegmon de la main. Ankylose de l'annulaire et de l'auriculaire. Atrophie du bras et de l'avant-bras de 2-3 cm. Musculature d'une bonne qualité. Mains également calleuses. Agriculteur (6 ans).

12. Perte de la phalangette des quatrième et cinquième doigts. Métallurgiste (nombreuses années).

13. Idem. Menuisier (1 an 1/2).

14. Perte de l'annulaire. Ankylose de l'auriculaire. Journalier (15 ans).

15. Perte de l'auriculaire. Légère limitation de la flexion de la phalangette de l'annulaire (non indiqué).

16. Perte de l'auriculaire. Limitation de la flexion du quatrième doigt. Montagnard (5 ans $^1/_2$).

17. Perte de deux phalanges du quatrième doigt et d'une phalange et demie du cinquième. Journalier (6 ans $^1/_2$).

Parmi les considérants :

1. Une accoutumance complète constitue, d'après la jurisprudence constante de l'Office impérial, une amélioration au sens de la loi, qui justifie une autre fixation de la rente.

2. Le fait, pour un gaucher, d'avoir appris, à la suite d'une mutilation de la main gauche, à se servir de la main droite, comme de sa main principale, constitue un élément d'accoutumance qui justifie l'abaissement de la rente (arrêt du 20-1-10).

Mutilations de l'avant-bras droit

Les mutilations suivantes ont permis une accomodation complète après un certain délai :

1. Fracture typique du radius, avec participation du cubitus. Main légèrement déviée vers le côté radial et dorsal. Abduction de la main limitée à un tiers, musculature du bras normale, callosités épaisses aux deux mains. Agriculteur. Accoutumance après 4 ans.

2. Fracture du radius guérie avec une légère déformation. Serrurier. Accoutumance après 2 ans $^1/_2$.

3. Idem, chez un journalier. Accoutumance après 1 an $^1/_2$.

4. Idem. Poignet $^1/_2$ cm. plus épais qu'à gauche.

Flexion et extension de la main limitée à un tiers. Agriculteur, femme. Accoutumance après 5 ans.

5. Idem. Main légèrement déviée du côté radio-dorsal. Main limitée dans sa flexion et extension à un quart. Musculature normale du bras. Garçon de café. Accoutumance après 13 semaines.

6. Fracture bien guérie de l'avant-bras. Pronation et supination un peu limitées. Journalier. Accoutumance après 8 ans.

Parmi les considérants :

1. Il persiste seulement une position anormale peu accusée du poignet droit, qui ne limite en rien l'emploi du bras ou de la main (arrêt du 9-10-03).

2. Actuellement, il ne persiste qu'une limitation de moitié de la flexion du poignet. Ce fait entraîne, il est vrai, une certaine incommodité dans l'emploi de la main, mais il n'est pas prouvé qu'elle entraîne une diminution de sa capacité de travail, ni une infériorité sur le marché du travail (arrêt du 23-12-07).

3. Un délai de 8 ans écoulé depuis l'accident est suffisant pour admettre que les suites d'un accident même grave ont disparu depuis longtemps, de sorte qu'il ne subsiste plus aucun dommage. Fracture de l'avant-bras. Journalier (arrêt du 28-12-08).

On remarquera, que, pour les fractures de l'avant-bras, les délais d'accoutumance sont notablement plus courts, en moyenne, que pour des pertes de doigts simples, même lorsqu'elles sont suivies de raideurs du poignet.

Il existe des cas où les rentes ont été maintenues, quoique diminuées, malgré l'accoutumance reconnue, sans motif indiqué.

Mutilations du coude droit

Cas où les rentes ont été supprimées :

1. Fracture du coude droit. Limitation de la flexion de 20°. Journalier. Accoutumance admise après 3 ans.

2. Epaississement du coude droit de 1 cm. Extension jusqu'à 150°. Flexion de 90°. Légère limitation de la supination. Valet. Accoutumance après 7 ans.

Parmi les considérants :

1. Une légère limitation de la flexion du coude droit qui n'entrave qu'à un très faible degré la capacité de travail de la victime, après un délai de 3 ans, est vaincue par l'accoutumance (arrêt du 14-5-04).

2. Bien qu'il persiste encore une certaine limitation des mouvements du coude droit, le fait que le périmètre du bras droit est de 1 cm. plus grand qu'à gauche démontre que le membre est utilisé d'une manière normale dans le travail. Il est juste d'admettre dans ce cas qu'il y a accoutumance (arrêt du 22-5-08).

Dans plusieurs cas les rentes ont été diminuées, à la suite d'une amélioration.

Mutilations du bras droit

Rentes supprimées :

1. Rupture du biceps. Agriculteur. Accoutumance après 8 ans.

2. Fracture du bras, bien guérie. Omoplate droite malade antérieurement. Elévation du bras impossible au-dessus de l'horizontale. Agriculteur. Accoutumance après 18 ans.

3. Fracture de l'olécrane droit. Diastase permanente des fragments de 1 cm. 1/2 Motilité du coude non entravée. Pas de craquements. Atrophie musculaire du bras (2 cm.). Qualité des muscles bonne. Brasseur. Accoutumance après 20 ans.

Dans d'autres cas, des fractures du bras ont laissé des impotences justifiant l'abaissement des rentes, mais non pas leur suppression.

Epaule droite

1. Suites de luxation de l'épaule. Craquements articulaires. Journalier. Accoutumance (délai non indiqué). Les symptômes sus-indiqués n'entravent pas la capacité de travail.

2. Limitation du quart des mouvements de l'épaule. Craquements légers. Travailleur de fabrique. Accoutumance après 1 ans 1/2.

3. Epaississement de la clavicule après fracture. Accoutumance après 4 ans.

4. Fracture de la clavicule, bien guérie. Légère atrophie musculaire de l'épaule et du bras. Journalier. Accoutumance après 2 ans.

5. Idem. Agriculteur. Accoutumance après 11 ans.

Plusieurs cas avec diminution des fonctions de l'épaule ont vu leur rente diminuer, pour cause d'amélioration, sans guérison complète.

Amputations au membre supérieur

L'amputation de la main droite (peintre) n'est pas estimée à plus de 50 %, parce que la victime a acquis une dextérité remarquable de la main gauche qui remplace complètement la main perdue.

Un forgeron est accoutumé à la perte de sa main droite au bout de 1 an 1/2 et sa rente de 75 % abaissée à 65 %.

Les autres cas ont trait à la fixation du pourcentage, dont on trouvera les taux dans tous les livres spéciaux. Il faut noter cependant que l'Office impérial admet presque toujours une amélioration sous l'influence de l'accoutumance qui justifie l'abaissement de la rente.

Poignet et avant-bras gauches

L'Office impérial admet que la guérison d'une fracture de l'avant-bras, avec légère déviation de la main, ne diminue en rien la capacité de travail au bout du temps d'accoutumance (arrêt du 12-11-08).

Les délais d'accoutumance, avec suppression de la rente, varient de 13 semaines à 1 1/2, 2, 3, 5, 12 ans pour des fractures du radius avec limitation légère des mouvements du poignet.

L'ankylose complète du poignet en extension, avec troubles trophiques de la main, raideur des doigts, etc. est estimée à 40 %.

Epaule gauche, coude et bras gauches

Au bout de 1-3 ans les lésions qui ont entraîné une limitation des mouvements de l'épaule peu accusée, ont permis l'accoutumance et la suppression de la rente.

Dans d'autres cas, la guérison incomplète justifie simplement une diminution de la rente allouée.

L'ankylose complète du coude à 150° comporte un abaissement de la rente de 10-15 % au bout de quelques années, simplement par le fait de l'accoutumance (30 %).

L'Office impérial déclare qu'il est un fait acquis, à savoir que les fractutes du bras ou de la jambe bien guéries, n'entraînent aucune douleur ni limitation de l'activité, dans la règle (arrêt du 22-5-06).

Une cicatrice sensible à la face interne de l'épaule, chez un employé de fabrique, permet l'accoutumance complète et la suppression de la rente au bout de 1 an.

La fracture de la clavicule guérie avec déformation est taxée à 0 % après accoutumance.

Amputation de la main ou du bras

Cette mutilation est taxée à 40-60 %. Dans un cas, la rente a été abaissée de 60 à 50 %, par suite de l'accoutumance admise après le port d'un appareil de prothèse.

Dans plusieurs cas les rentes sont diminuées de 10, 15 % au bout de plusieurs années, pour cause d'accoutumance.

Mutilations des orteils

L'ankylose du gros orteil, avec épaississement, comporte une accoutumance complète au bout d'un an.

La perte du gros orteil, permet l'accoutumance complète, même chez les journaliers, au bout de 1-4 ans.

La perte d'une ou de plusieurs phalanges des orteils

permet l'accoutumance complète au bout de quelques années (1-5 ans).

La perte complète de plusieurs orteils (2-5) permet cependant la suppression de la rente pour cause d'accoutumance après 11 ans chez un manœuvre. La perte de trois orteils (du milieu) n'entraîne aucune diminution permanente de la capacité de travail.

Pied

La fracture du tarse, bien guérie, avec légère faiblesse musculaire de la jambe, chez un journalier, est estimée à 0 % après 4 ans d'accoutumance.

Les douleurs intermittentes consécutives à une contusion du pied, n'entraînent pas d'incapacité de travail.

Lorsqu'à la suite de fracture du pied, la musculature du mollet est de 3 cm. moins développée que de l'autre côté, mais lorsque cette musculature est aussi ferme que du côté sain, cette différence n'influe pas sur la capacité de travail (arrêt du 10-9-08).

En résumé, les fractures des métatarsiens permettent, en général, l'accoutumance au bout de quelques années, ou même plus tôt.

Le pronostic fonctionnel des fractures du pied étant souvent très difficile à établir, il nous paraît utile de mentionner avec plus de détails les cas de fractures suivis d'accoutumance complète ou relative.

Fracture du tarse :

1. Fracture du tarse à droite. Limitation nette des mouvements du pied. Musculature de la jambe atro-

phiée (2 cm. $^1/_2$), de la cuisse (1 cm.). Pied plat typique. Accoutumance complète après 6 ans.

2. Fracture du tarse à gauche. Flexion et extension du pied non limitées. Rotation limitée à un tiers. Atrophie du mollet de 3 cm. Qualité musculaire égale à droite. Maçon. Accoutumance complète après 15 ans.

3. Fracture du tarse à droite. Limitation de la rotation du pied aux deux tiers. Atrophie du mollet (1 cm.). Serrurier. Après 13 ans, l'état objectif n'est pas changé, mais il s'est produit une accoutumance fonctionnelle certaine. Pour tenir compte de la limitation de la rotation et de l'atrophie de $^1/_2$ cm. du mollet, la rente est seulement abaissée à 10 %.

4. Fracture du tarse droit, spécialement de l'astragale. Limitation élevée de la rotation du pied, atrophie du mollet de 1 cm. Meunier. Après un délai de 5 ans, il persiste des douleurs dans le calcanéum. La rente est abaissée à 10 %.

5. Fracture du *calcanéum* gauche. Limitation d'un tiers de la flexion et de l'extension du pied. Rotation limitée à deux tiers. Atrophie du mollet de 1 cm. Cocher. Accoutumance complète après 11 ans.

6. Fracture du *calcanéum* aux deux pieds. Epaississement de ces os. Pieds aplatis. Articulation tibio-tarsienne normale. Rotation du pied limitée à deux tiers. Légère atrophie du mollet aux deux jambes. Agriculteur. Au bout de 6 ans, la rente de 10 % est augmentée à 30 %, parce que les douleurs ont augmenté dans les deux pieds. *Aggravation.*

7. Fracture de l'*astragale et du calcanéum* des deux côtés. Epaississement des calcanéums. Pieds aplatis postérieurement. Rotation limitée à un tiers. Rai-

deur. Légère claudication. Agriculteur. Rente abaissée à 50 % après accoutumance.

8. Fracture des *malléoles*. Dans la règle, l'accoutumance complète se réalise au bout de 2-3 ans, même lorsqu'il y avait, au moment de l'accident, un épaississement de l'os ou lorsque le pourtour de la malléole est encore empâté.

Dans certains cas, où, malgré la persistance d'une atrophie du mollet, et une limitation plus ou moins grande des mouvements du pied, l'accoutumance était admise partiellement, les rentes ont été abaissées après des délais variables.

A noter, en particulier, qu'après une fracture de la malléole gauche, il restait une déviation forte du pied en dehors, un pied aplati, une raideur de l'articulation tibio-tarsienne, et une atrophie du mollet; la rente a été abaissée à 25 %, après 2 ans, pour accoutumance.

Et encore : Un monteur se fracture la malléole et un métatarsien à droite. La fracture est compliquée. Le pied est dévié comme un pied-bot. Forte atrophie du mollet (6 cm.). Forte boiterie. La rente est abaissée à 40 % après 4 ans ½, mais le tribunal reconnaît que le sinistré s'est si bien accoutumé à sa mutilation que le pied, malgré sa déformation et la limitation de ses mouvements, peut être mieux employé que jusqu'alors (arrêt du 12-4-07).

En résumé, cette jurisprudence vient confirmer ce que les médecins pressentaient déjà, à savoir que si les fractures des malléoles et du métatarse ont des conséquences en général bénignes, les fractures du tarse et notamment du calcanéum laissent souvent des suites durables, douloureuses.

Jambe

Ici, rien de très spécial à relever. Les fractures de jambe guérissent en général, sans laisser d'impotence fonctionnelle durable, même lorsqu'on constate encore, au bout de quelques années une atrophie du mollet ou une légère limitation des mouvements de la cheville. Dans un cas de cicatrice profonde adhérente aux tendons extenseurs, l'accoutumance complète, avec suppression de la rente a pu se faire au bout de 5 ans.

Lorsque des symptômes fâcheux persistaient, les rentes ont presque toujours été abaissées après un certain nombre d'années par suite d'accoutumance.

Il est extrêmement intéressant de connaître l'opinion de l'Office impérial en ce qui concerne l'incapacité résultant du *raccourcissement* des jambes. Nous relevons ici les cas où ce raccourcissement ne s'est pas accompagné d'autres symptômes entravant par eux-mêmes la capacité de travail.

Raccourcissement de la jambe

2 cm.	chez un	journalier	accoutumance rente 0 %	complète	après	?	ans
1 ½ cm.	»	agriculteur	»	»	»	5	»
2 cm.	»	»	»	»	»	?	»
2 ½ cm.	»	journalier	»	»	»	3	»
1 ½ cm.	»	agriculteur	»	»	»	?	»
2 cm.	»	»	»	»	»	2	»
2 cm.	»	»	»	»	»	?	»
1-1 ½ cm.	»	journalier	»	»	»	?	»
1 ½ cm.	»	»	»	»	»	6	»
2 cm.	»	»	»	»	»	11	»
1 ½ cm.	»	»	»	»	»	6	»
1 cm.	avec déviation	agriculteur	»	»	»	13	»
2 cm.		»	»	»	»	8 ½	»

2 cm. proéminence du fragment
sup. agriculteur (bucheron) accoutum. complète après 5 1/2 ans
3 cm. chez un agricult. » » » 8 1/2 »

Ces faits nous démontrent qu'avec des raccourcissements de 1-3 cm., l'accoutumance complète peut être réalisée (avec abaissement compensateur du bassin) au bout d'un certain nombre d'années, même dans les professions qui exigent l'emploi continu des membres inférieurs, comme les journaliers et les agriculteurs.

Parmi les considérants :

1. Même lorsqu'il existe une déviation de l'axe de la jambe au niveau de la fracture et une raideur du pied, l'Office impérial, se basant sur les rapports médicaux, admet que le sinistré s'est accoutumé à sa mutilation dans une proportion considérable et supprime la rente (arrêt du 24-5-11).

2. La rente est supprimée après un délai de huit ans, à la suite d'une fracture de jambe, avec raccourcissement de 3 cm. et déviation de l'axe du membre légère, chez un agriculteur, bien que celui-ci se plaigne de ressentir des douleurs aux changements de température et à la suite d'efforts violents, car, dit le tribunal, chaque incommodité corporelle ne justifie pas l'allocation d'une rente, mais seulement les dommages qui influent sur la valeur économique de la victime.

Genou

La faiblesse musculaire, la légère crépitation, etc., justifient la suppression de la rente après un certain délai d'accoutumance.

L'accoutumance est admise à la suite de la consolidation fibreuse de la rotule, à la suite d'une inflammation de l'articulation avec épaississement de la capsule, limitation des mouvements, atrophie musculaire, légère claudication, craquements articulaires, sensibilité à la pression, etc.

Dans tous ces cas, l'amélioration, suite d'accoutumance, a toujours été constatée et a permis la diminution des rentes après des délais variables. On n'a pas enregistré d'aggravation.

L'accoutumance est donc la règle, dans des mesures différentes suivant les cas, pour les lésions traumatiques des genoux.

Cuisse

Dans un certain nombre de cas, avec des raccourcissements de 2-3 cm. 1/2, les rentes ont été abaissées à 10-20 %, pour accoutumance.

Dans des cas de raccourcissement de 4 cm., avec déviation angulaire du fémur au niveau de la fracture, les rentes ont été abaissées à 20-25 %, par suite d'accoutumance remarquable.

Dans des cas de raccourcissement de 6-7 cm., avec genou enflé, limitation plus ou moins grande des mouvements, atrophie musculaire, ankylose vicieuse, les rentes sont toujours diminuées avec le temps, pour tenir compte de l'accoutumance.

Une fois, la rente a été abaissée à 45 %, chez un malade qui, à la suite d'une ostéomyélite, avait un raccourcissement de la jambe de 12 cm.

Raccourcissement après fracture de cuisse

Accoutumance

Raccourcissement	Atrophie muscul.	Rente	Délai d'accoutumance
2 1/2 cm.	notable	0 %	?
1 »	(3 cm.)	0	3 ans
2 »	(3 cm.)	0	5 »
2 »	(2 cm.)	0	5 »
3 1/2 »	(2 cm.)	0	22 »
3 1/2 »	»	0	15 »
5-6 »	(semelle)	0	14 »

L'important, pour l'appréciation de la musculature, n'est pas une petite différence de 1-2 cm. de circonférence du membre, mais surtout la qualité et l'activité du muscle (arrêt du 22-6-10).

Amputations de jambe et de cuisse

Amputation de Chopart. — La rente est abaissée de 40 à 30 % ou de 33 1/3 à 25 % après 6 et 3 ans, par suite d'accoutumance chez des ouvriers manœuvres.

Amputation de Pirogoff. — La rente est abaissée de 50 à 33 1/3 % ou à 40 %, après des délais d'accoutumance variant de 2-10 ans, chez des ouvriers.

Amputation de jambe. — La rente est abaissée de 75 à 50 % après des délais d'accoutumance variant de 1-10 ans et plus. Le chiffre de 50 % est assez constant pour cette mutilation.

Amputation de jambe au genou. — La rente est abaissée après accoutumance de 75 à 60 %, qui constitue le chiffre définitif.

Amputation de cuisse. — La rente est abaissée de 80 à 70 % ou de 100 à 80 % suivant la hauteur de l'amputation.

L'Office impérial admet que c'est une faute de considérer que l'accoutumance ne sera réalisée aux suites de l'accident que lorsque le sinistré sera accoutumé à la jambe artificielle qui doit seulement encore lui être fournie (arrêt du 19-1-12).

Bouche

Tous les cas publiés (perte de dents avec ou sans fracture du maxillaire) arrivent à l'accoutumance complète, avec suppression de la rente après des délais d'accoutumance variant de 1-6 ans. Moyenne : 2 ans.

Odorat, Ouïe

Dans un cas de perte de l'odorat, la rente a été supprimée, pour accoutumance, après un an et dans un autre cas après trois ans.

La surdité d'une oreille permet l'accoutumance complète avec suppression de la rente, après des délais d'accoutumance de 5-21 ans. Dans un cas de surdité double, la rente a été abaissée à 15 % après deux ans, chez un agriculteur.

Yeux

Diminution de l'acuité visuelle	Côté — Profession	Taux de la rente	Délai d'accoutumance
1/4	gauche agricult. et tisseur	0 %	2 ans 1/2
1/4	» aubergiste	0	—
1/5	droite journalier	0	2 ans
1/5	» agriculteur (femme)	0	—
1/5	» servante	0	2 ans
1/6	gauche casseur de pierre	0	4 ans
1/7 corrigé = 1/4	» agriculteur (femme)	0	3 ans
1/6	» vigneron	10 %	3 ans
1/7 corrigé = 1/5	droite agriculteur	10 %	8 ans
1/9	» » (femme)	10 »	6 ans
perte du cristallin	gauche menuisier	15 »	—
» »	» stemmer	15 »	—

Perte d'un œil

La perte d'un œil, estimée au moment de l'accident à 33 1/3 % est toujours estimée plus bas, après un délai d'accoutumance qui varie de quelques années suivant les cas, à 25 % qui est la rente moyenne accordée définitivement par l'Office impérial pour de telles mutilations.

L'Office impérial admet que l'accoutumance doit être prise en considération aussi pour les blessures oculaires (arrêt du 20-10-08).

La rente est attribuable seulement aux ouvriers (il

s'agit du taux de 33 1/3 %) qui ont besoin de la vision binoculaire pour leur travail.

Parmi les professions qui autorisent la réduction de la rente de 33 1/3 à 25 %, notons les ferblantiers, riveurs, constructeurs de bateaux, chaudronniers, forgerons, tourneurs, serruriers, fraiseurs, agriculteurs, etc.

Nous avons résumé d'une façon détaillée la jurisprudence de l'Office impérial en matière d'accoutumance.

Cet exposé, un peu long, se justifie, parce que cette jurisprudence constitue un des documents les plus importants sur la matière.

On sera sans doute étonné de voir combien les appréciations sont encore variables sur l'accoutumance à une lésion donnée. Dans bien des cas, la durée de cette accoutumance varie dans une mesure considérable, de un à vingt-cinq ans, par exemple, pour une mutilation simple, pour la perte d'un doigt ou d'un fragment de doigt.

On voit combien il y a encore de chemin à faire, pour préciser les éléments qui permettront d'évaluer l'adaptation fonctionnelle d'un membre.

Ce qui est intéressant, c'est que l'Office impérial admet que l'accoutumance se réalise, simplement par l'effet du temps, même sans qu'il soit nécessaire de constater un changement objectif. Du reste, nous aurons, dans un chapitre spécial, à examiner de plus près, les motifs invoqués à l'appui de l'évaluation de l'adaptation fonctionnelle.

Les faits sus-indiqués nous permettent de dire que l'accoutumance se réalise pour la très grande majorité des lésions des membres, dans des mesures variables, et souvent plus grandes qu'on ne se l'imagine de prime abord.

Une autre constatation découle de la comparaison des faits précités, observés dans un pays où la rente est en vigueur, avec ceux que nous avons recueillis en Suisse, sous le régime de l'indemnisation unique en capital.

Dans la presque totalité des cas, les délais d'accoutumance sont beaucoup plus longs sous le régime de la rente que sous le régime de l'indemnisation en capital. Et ceci est facile à comprendre, puisqu'un ouvrier mutilé et qui a touché son indemnité, a un intérêt évident à reprendre aussi vite que possible une activité qui lui assurera un salaire égal à celui qu'il recevait avant l'accident.

L'Office impérial admet le principe de l'*accoutumance progressive* constituant un élément d'amélioration des conséquences de l'accident, tombant sous le coup de la loi et permettant la revision et la diminution ou la suppression des rentes après des délais variables.

VIII

EVALUATION DE L'ADAPTATION FONCTIONNELLE

Pour évaluer l'adaptation fonctionnelle d'un membre traumatisé, il faut pouvoir établir :

I. *Son existence.*
II. *Son degré.*
III. *Sa durée.*

Dans les pays où le régime de la rente est en vigueur, cette évaluation se fait au moment où la rente est revisée.

I. Existence de l'accoutumance

Lorsque, plus ou moins longtemps après l'accident, au moment de la revision de la rente, par exemple, le médecin se trouve en face d'un blessé dont il est chargé d'apprécier l'incapacité de travail, une des premières questions à laquelle il doit répondre, est celle-ci :

Le blessé s'est-il accoutumé aux suites de sa blessure?

Il s'agit donc, en premier lieu de déterminer l'*existence* même de l'accoutumance.

Par le simple fait qu'un *certain temps* s'est écoulé depuis l'accident, on peut admettre, avec beaucoup de probabilités, que l'adaptation fonctionnelle s'est réalisée — dans une mesure à déterminer — à moins que l'on ne constate des phénomènes qui se sont opposés à cette réalisation.

Causes faisant obstacle à l'accoutumance. — Parmi ces causes, il faut signaler : toute aggravation dans l'état objectif du membre lésé ; l'apparition d'une complication quelconque des suites du traumatisme ; le développement d'une affection qui n'existait pas au moment de la convalescence, mais qui, sous l'influence du traumatisme, s'est développée plus ou moins insidieusement (tuberculose, cancer, etc.) ; le réveil d'une lésion que l'on croyait éteinte, telle une poussée infectieuse sur un ancien foyer d'ostéomyélite traumatique, etc.

Des phénomènes d'ordre nerveux s'opposent parfois à la réalisation de l'accoutumance. Ce sont : le névrome terminal, la persistance de névralgies, etc. Mais dans ce domaine, il faudra prendre garde de distinguer ce qui procède de la simulation de ce qui est dépendant d'une affection réelle. Certains troubles trophiques, sur les cicatrices de brûlures, par exemple, peuvent gêner ou retarder l'accoutumance.

Un affaiblissement général, des modifications importantes survenues dans des organes non atteints par l'accident, etc., constituent éventuellement des obstacles à l'adaptation fonctionnelle du membre traumatisé, dont l'accident ne sera pas toujours rendu responsable.

On pourrait citer encore toute une série de causes pouvant s'opposer à la réalisation de l'accoutumance, mais nous sommes obligés de nous limiter.

Si on ne constate pas la présence de phénomènes ayant entravé l'adaptation, on pourra, à priori, admettre sa réalisation, lorsqu'un certain temps se sera écoulé depuis l'accident. Il n'est pas possible, il est vrai, de fixer les limites de ce délai, dont l'influence est essentiellement variable dans chaque cas.

Ce qu'il faut se dire, c'est que chaque jour qui vient s'ajouter au temps qui sépare le moment de l'accident de celui où l'évaluation de l'incapacité de travail doit se faire, apporte sa contribution à l'accoutumance.

Même lorsque les autres facteurs — que nous avons énumérés au premier chapitre — n'ont pu jouer entièrement leur rôle, le temps, à lui seul exerce son action. Les douleurs s'atténuent, les mouvements se coordonnent à nouveau, les tissus réparent leurs défectuosités, en un mot, *la vie* force l'organisme à s'adapter aux nouvelles conditions dans lesquelles il se trouve placé.

Dans quelle mesure le but est-il atteint? Voilà le point capital à déterminer.

II. Le degré de l'accoutumance

Ici se présentent deux alternatives :

A. L'accoutumance peut encore *progresser,* elle est en voie de réalisation, elle n'a pas encore atteint son maximum ;

B. L'accoutumance est *terminée,* quelle qu'en soit l'étendue.

A. Accoutumance progressive

On peut se demander si l'accoutumance est susceptible d'atteindre jamais un degré définitif et si elle n'est pas toujours en voie de progression.

Quelle que soit l'habileté que l'on possède pour faire

un certain travail, il est, en somme, toujours possible de devenir plus habile encore. Cela est vrai pour un individu qui n'a subi aucune atteinte à son intégrité corporelle. Cela est donc vrai, aussi, pour un mutilé.

Mais, en pratique, on ne peut raisonner ainsi : On ne dit pas qu'un individu sain est atteint d'incapacité de travail relative, parce que, dans dix ans, sa capacité sera plus développée. Par conséquent, on est bien forcé d'admettre qu'à un moment donné, l'accoutumance à une mutilation a donné tout ce qu'on en pouvait attendre.

Quand ce moment est-il venu ?

Pendant les premiers temps qui suivent l'accident (et ce délai varie selon l'importance de la lésion, etc.) l'accoutumance progresse, le blessé fait des efforts pour s'adapter aux suites de sa blessure. C'est pendant ce temps qu'on lui accordera ce que les Allemands appellent une *Schonungsrente,* dont l'expression équivalente en français serait *rente d'entraînement.*

Il est peu d'ouvriers qui, après avoir subi une blessure de quelque importance, soient capables, dès le jour de la reprise de leurs occupations, d'accomplir le même travail qu'avant l'accident.

Quand les lésions consécutives à un accident sont susceptibles de guérir complètement, il subsiste presque toujours, après la cessation du traitement médical, une gêne plus ou moins grande, qui oblige la victime à faire certains efforts pour vaincre les premières difficultés qu'elle rencontre dans l'accomplissement de son travail.

Il est juste d'accorder à ces blessés une rente d'entraînement.

Ceux qui ont subi une mutilation permanente, sont obligés, tout d'abord de surmonter la douleur, la sensibilité exagérée des tissus encore délicats, la gêne résultant de l'enflure intermittente du membre, des raideurs articulaires, etc., etc.; puis, ceci fait, de substituer aux fonctions qui manquent, des fonctions nouvelles équivalentes.

Ce n'est qu'après un certain temps, variable suivant les cas, que cet entraînement aboutira à la réalisation de l'adaptation fonctionnelle du membre traumatisé. Pendant ce délai, la rente d'entraînement est applicable.

Nous avons vu que, pour accélérer cet entraînement, l'allocation d'un capital unique, ou le rachat de la rente sont des facteurs de premier ordre.

Restent les mutilations graves, qui, après toute amélioration fonctionnelle dépendant de l'accoutumance, n'entraînent pas moins une diminution permanente de la capacité de travail.

Dans ces cas, on procédera, au moment de la revision de la rente, à des abaissements successifs et proportionnels.

Nous verrons plus loin, en parlant de la durée de l'accoutumance, à quel moment on peut admettre son caractère définitif.

Mais il résulte de ce que nous venons de dire que, pendant la période d'entraînement, il est juste de prévoir une accoutumance progressive. En Allemagne, certains jugements de l'Office impérial admettent que cette progression peut durer plusieurs années, bien au delà de ce qu'on est convenu d'appeler la période d'entraînement.

B. L'accoutumance est terminée

Un jour survient où il devient possible d'admettre que la période d'accoutumance est terminée et qu'elle ne progressera plus, au sens économique.

A ce moment, l'adaptation fonctionnelle peut être *complète* ou *partielle*. Grâce à l'accoutumance, l'incapacité de travail de la victime est réduite à zéro, ou persiste en partie ; le dommage fonctionnel est entièrement ou partiellement réparé.

C'est à ce moment qu'intervient l'évaluation proprement dite du degré de l'adaptation fonctionnelle.

Cette évaluation se basera : 1° sur l'*état objectif ;* 2° sur les *aptitudes fonctionnelles* du membre traumatisé.

1. Etat objectif

L'évaluation de l'accoutumance, et par conséquent de la capacité de travail, dépend en partie des constatations faites sur l'état objectif ; mais, comme nous le verrons plus loin, ces constatations n'ont souvent qu'une valeur secondaire.

Elles peuvent servir de guide pour l'évaluation de la valeur fonctionnelle du membre, mais elles sont insuffisantes à elles seules pour déterminer le degré de l'incapacité de travail.

Dans les cas, cependant, où les tribunaux admettent une réparation financière du dommage purement objectif (sans retentissement sur la valeur fonctionnelle) comme c'était jusqu'à présent le cas en Suisse, l'état objectif peut, à lui seul, servir de base à l'évaluation du dommage. Mais alors il est nécessaire de faire une distinction très nette entre les mutilations simples et celles qui entraînent une incapacité de travail.

Nous n'avons en vue, dans ce qui va suivre que l'évaluation de la *valeur fonctionnelle* d'un membre traumatisé, comme étant surtout du ressort du médecin puis des gens du métier, tandis que l'évaluation du dommage résultant d'une mutilation simple est, en grande partie, de la compétence de l'autorité, du juge et aussi des hommes du métier.

De ce que l'état objectif n'a pas changé, au cours des mois ou des années, il ne s'en suit nullement que la capacité de travail ne s'est pas modifiée.

Beaucoup de médecins croient volontiers que parce qu'une infirmité est permanente, l'incapacité de travail doit être permanente aussi. Ces médecins ignorent ce que c'est que l'accoutumance.

Un blessé qui a perdu un doigt, ne conservera pas une diminution de ses aptitudes indéfiniment, bien que son état objectif ne change pas d'aspect, parce que, grâce à l'accoutumance, la valeur fonctionnelle de sa main, seule en jeu, a été entièrement récupérée.

Mais si l'état objectif ne saurait permettre à lui seul, de fixer l'incapacité de travail, il n'en sert pas moins de base à l'évaluation de l'adaptation fonctionnelle.

Il va sans dire que si, dans les mois ou années qui suivent l'accident, l'état objectif s'améliore ou s'aggrave, il sera nécessaire d'admettre une atténuation ou une aggravation de l'incapacité de travail.

L'état objectif est particulièrement important lorsqu'il persiste des « résidus traumatiques », tels que œdème, raideurs, troubles trophiques, etc., énumérés du reste en détail dans un chapitre spécial. Constater que ces symptômes ont disparu ou qu'ils existent encore est de grande valeur au point de vue de l'évaluation de l'incapacité.

On tiendra compte encore de cet état objectif pour établir que l'accident n'a touché qu'une partie de l'organe intéressé, qu'il a respecté des parties capables d'assurer la suppléance des fonctions perdues ; ou encore pour constater qu'une articulation a pu développer, exagérer ses mouvements pour remplacer ceux qui manquent dans le voisinage, etc.

L'amélioration de l'état objectif a pour corollaire la réalisation de l'accoutumance. Il faudra tenir compte de cet état pour admettre l'adaptation fonctionnelle, mais on ne saurait se baser exclusivement sur lui pour démontrer, avec quelque probabilité, dans quelle mesure cette accoutumance s'est effectuée.

2. *Aptitudes fonctionnelles*

Si l'état objectif peut fournir des renseignements utiles sur l'accoutumance, l'examen des aptitudes fonctionnelles du membre traumatisé, infiniment plus important, permettra d'établir si l'accoutumance s'est réalisée et dans quelle mesure, en un mot de déterminer l'incapacité de travail réelle.

Il ne faut jamais déduire, nous l'avons déjà dit, du fait que l'état objectif n'a pas varié, que le membre ne s'est pas amélioré au point de vue de ses fonctions.

Lorsqu'un membre est atteint d'une infirmité quelconque, immuable objectivement, il cherche à suppléer aux fonctions disparues ou gênées, par d'autres mouvements.

En réalité, en l'espèce, un mouvement ne remplace

pas un autre mouvement ; aussi, est-il faux de dire que les fonctions limitées d'une articulation seront remplacées par celles d'une articulation voisine. Il ne se crée pas de mouvements nouveaux, mais des *coordinations, des associations* nouvelles des mouvements qui subsistent, en vue de remplacer les fonctions absentes.

Ce n'est donc pas les mouvements d'une articulation pris isolément qu'il faut considérer, mais *l'ensemble des mouvements* aboutissant au fonctionnement de l'organe lésé.

On voit couramment certifier, dans les rapports médicaux, que, puisque l'état objectif d'une articulation ankylosée n'a pas changé, puisque la limitation des mouvements d'un doigt n'a pas varié depuis longtemps, il doit persister une incapacité de travail de la main, etc.

Or, ce n'est pas exact. En effet, qu'observe-t-on ?

Au début, le doigt ankylosé constitue une gêne plus ou moins considérable, suivant la gravité de la lésion. Puis, peu à peu, l'ouvrier s'habitue à son infirmité. Il crée, sous l'influence de la répétition incessante de la même fonction, des associations de mouvements nouvelles qui lui permettront d'atteindre le but désiré, par d'autres moyens qu'auparavant. *Lorsque ces associations ont revêtu le caractère d'automatisme indispensable*, on peut dire qu'il y a accoutumance à l'infirmité.

Et tout ceci peut se passer, nous le répétons, sans que l'état objectif se soit modifié.

A plus forte raison, évidemment, si cet état objectif s'améliore, pourra-t-on admettre une amélioration de la fonction du membre.

Au point de vue économique, c'est donc la fonction qui

est importante; or, la *fonction est la résultante de la coordination de nombreux mouvements.* Si l'un de ces derniers est supprimé, le même but peut être atteint par l'ensemble de ceux qui restent.

Le résultat ne sera cependant pas toujours identique. Nous avons vu, au chapitre sur les facteurs de l'accoutumance, quels sont les éléments susceptibles de retarder ou de faire échouer plus ou moins complètement l'adaptation fonctionnelle d'un membre.

Or, c'est ce degré qui importe en pratique, car c'est de lui que dépend la fixation de l'amélioration de l'incapacité de travail, soit disant permanente.

EVALUATION DE L'ACCOUTUMANCE

Pour évaluer le degré de l'accoutumance, on a à sa disposition des *facteurs de probabilité* et des *facteurs de certitude.*

Encore faut-il considérer ces derniers, seulement, comme des facteurs de grande probabilité, car il est prudent, dans ce domaine, de ne pas être trop affirmatif. Dans certains cas, cependant, l'ensemble des circonstances permettra de se prononcer d'une manière très précise.

Examinons maintenant successivement les *motifs* et les *stigmates* sur lesquels on se basera pour évaluer le degré de l'accoutumance :

1. *Le changement favorable de l'état objectif.* — L'amélioration ou la disparition des résidus traumatiques, le

rétablissement de l'état normal des tissus ou des organes, etc., font penser que l'accoutumance s'est plus ou moins réalisée. Nous avons dit plus haut, et nous ne voulons pas y revenir, que lorsque l'état objectif ne s'est pas modifié, il faut examiner, avant de déclarer qu'il n'y a pas eu amélioration fonctionnelle, si la présence des motifs que nous allons énumérer ne permet pas de déclarer qu'il y a eu accoutumance.

2. *Le jeune âge du blessé.* — Plus un blessé est jeune, plus il a de chances de s'accoutumer à son infirmité. Le jeune âge est donc une présomption très grande en faveur de la réalisation de l'accoutumance.

3. *L'infirmité ne consiste qu'en une perte anatomique pure.* — Cette considération est juste, principalement en ce qui concerne les mutilations des doigts et des orteils.

Lorsqu'on ne constate qu'une perte anatomique, sans limitation des mouvements des articulations, il y a beaucoup de chances pour que l'accoutumance puisse se réaliser complètement, si la perte anatomique n'est pas trop étendue. Nous pensons même que l'accoutumance peut s'effectuer également pour des ankyloses. S'il est vrai que certaines ankyloses rectilignes sont gênantes, il est vrai également que des doigts ankylosés en flexion peuvent être utilisés avec profit.

4. *La perte anatomique est plus ou moins corrigée.* — Ce fait s'observe surtout au niveau des doigts et des orteils. Lorsqu'un doigt (médius ou annulaire) ou un orteil (2-3-4) a été amputé, il persiste un espace vide à la place qu'il occupait. Peu à peu, sous l'influence du travail et de l'exercice, on observe que cet espace diminue, les doigts voisins se rapprochent, et parfois l'espace est entièrement comblé. Ce phénomène parle en

faveur d'une accoutumance complète. On le constate encore plus souvent lorsqu'il y a perte d'un métacarpien. Une accoutumance complète peut se réaliser même sans que ce rapprochement existe.

5. *Le temps écoulé depuis l'accident est suffisamment long.* — Ce considérant revient constamment dans les jugements de l'Office impérial allemand, qui traitent de l'accoutumance. Malheureusement, ils ne fixent aucun délai. Il ne s'agit donc là que d'une appréciation personnelle, mais imposée par l'expérience et par conséquent de grande importance.

6. *Le salaire a augmenté après l'accident.* — Le fait que le salaire est plus fort après qu'avant l'accident est une présomption très grande en faveur de l'accoutumance. Si ce salaire est égal à celui des ouvriers similaires, on peut considérer que l'accoutumance est complète.

Pour établir cette comparaison sur des bases solides, il existe en Allemagne des échelles de salaire pour les différentes corporations et les différentes régions, véritable estimation établie sur la cote du marché général du travail, cote déterminée par l'ensemble du patronat local.

« Les petites infirmités, dont l'évaluation est inférieure à 10 % (pour l'Allemagne) et à 5 % (pour certains tribunaux français) ne donnent droit à aucune rente, le salaire n'étant pas diminué du fait de ces infirmités ».

En Suisse, il est payé même dans ces cas-là, une indemnité en capital pour compenser l'atteinte à l'intégrité corporelle (régime de la loi sur la responsabilité civile).

Il est évident que le salaire, tout en donnant des indications très utiles sur l'accoutumance de l'ouvrier, ne forme pourtant pas une base inattaquable à l'estimation de l'incapacité de travail réelle. S'il est démontré qu'un ouvrier gagne, après l'accident, autant qu'auparavant, on peut toujours se demander s'il n'aurait pas gagné davantage sans son accident. En outre, le salaire subit parfois une diminution parce que l'ouvrier touche une rente.

Il arrive enfin, que, dans l'intervalle, tous les salaires ont subi une progression générale, et un ouvrier qui gagne plus, après l'accident qu'avant, pourra se trouver cependant, en état d'infériorité par rapport à ses camarades qui sont mieux payés.

Il faut considérer aussi le fait qu'avant l'accident, l'ouvrier appartenait peut-être, à une classe d'ouvriers mieux rétribués. Après l'accident, il se trouve bien recevoir un salaire égal à celui de ses camarades ; mais ceux-ci peuvent n'être plus les mêmes, ils appartiennent à une classe inférieure, dans laquelle le blessé a dû être placé à cause de son infirmité.

Enfin, il faut tenir compte des influences qui, en dehors de l'accident peuvent s'exercer sur le salaire et le faire diminuer.

Malgré toutes ces considérations, il est constant que le taux du salaire constitue un excellent élément d'appréciation de l'accoutumance.

Au reste, cette estimation du *déchet social* appartient en propre au juge ou à l'autorité compétente et le médecin n'a pas à s'en préoccuper. A lui, de fixer le déchet physiologique, anatomique et fonctionnel, en se basant sur les autres éléments que nous citons ici.

7° *L'état de la musculature.* — Ce facteur joue

un rôle important dans la jurisprudence de l'Office impérial sur l'accoutumance. Pour ce tribunal, le fait que la musculature est aussi bien développée au membre traumatisé qu'à l'autre, le fait que toute atrophie a disparu, et encore le fait que la *qualité* des muscles est bonne, sont suffisants pour faire admettre l'accoutumance. Dans un certain nombre de cas, l'adaptation fonctionnelle a pu être considérée comme complète, malgré la persistance d'un certain degré d'atrophie.

8° *Le rétablissement de la structure intime des os, après fracture.* — Kempf signale comme un excellent moyen de se rendre compte si l'accoutumance aux suites d'une fracture s'est réalisée, le fait de constater, à la radiographie, que la structure intime des os, au niveau du cal, est redevenue normale et visible. Un cal opaque indique un état non encore définitif. L'établissement de travées osseuses nettes parle en faveur d'une guérison complète.

9° *La présence de callosités aux mains et la saleté de l'épiderme.* — On peut admettre que lorsqu'un ouvrier présente des callosités au membre mutilé (main), dont on ne peut faire remonter l'origine à une époque antérieure à l'accident, il est prouvé que le blessé se sert de sa main d'une façon normale.

Les durillons ne surviennent, en effet, qu'à la suite d'efforts prolongés ; or, n'exécutent ces efforts que les ouvriers qui se servent de leur membre. La situation anormale de certaines callosités prouvera l'existence d'associations nouvelles de mouvements destinés à suppléer aux fonctions manquantes.

L'imprégnation épidermique par la crasse des outils. les poussières d'atelier ou du matériel, est encore une preuve que le blessé utilise son membre infirme et par conséquent qu'il s'est accoutumé à sa lésion.

10° *Le travail accompli est pénible.* — Un ouvrier, porteur d'une infirmité, et qui accomplit un travail pénible, est dans la grande majorité des cas accoutumé à sa lésion. Le médecin devra donc s'enquérir du genre d'activité du blessé qu'il doit expertiser; mais il ne se contentera pas d'indications vagues, telles que « travail dur » ou « travail léger ». Ces appréciations sont en général personnelles et variables. Elles doivent être confirmées par des détails concernant les diverses modalités de travail auquel est soumis le sinistré.

11° *La cessation de la douleur.* — Aussi longtemps qu'une infirmité reste douloureuse, on ne peut parler d'accoutumance. Mais en pratique, la grosse difficulté est de déterminer si cette douleur est réelle ou s'il s'agit de simulation, d'exagération, etc. La douleur est un des symptômes le plus fréquemment invoqué par l'ouvrier pour prolonger son chômage ; et comme, soit sa réalité, soit son degré, sont souvent incontrôlables, l'abus devient facile.

12° *Les déformations de compensation.* — Pour diminuer l'impotence résultant d'une mutilation, l'organisme se déforme plus ou moins, de façon à compenser autant que possible, la fonction supprimée. Ainsi, à la suite d'un raccourcissement de la jambe, il se produit un abaissement du bassin et une déviation de la colonne vertébrale destinés à diminuer la claudication. A la main, lorsqu'il manque un doigt, on voit se produire au bout d'un certain temps un rapprochement des doigts voisins, tendant à diminuer et parfois à supprimer l'espace laissé vide. Des callosités se forment à la main mutilée, à des endroits qui ne sont pas les mêmes qu'à la main saine, etc.

La présence de ces déformations de compensation indique presque toujours que l'accoutumance s'est réalisée [1].

On pourra être amené à en tenir compte, dans l'évaluation de l'incapacité, parfois comme circonstance aggravante, souvent comme circonstance améliorant les suites de l'accident.

Leur production est d'autant plus facile que l'individu est plus jeune. Voilà encore un point qui rendra le pronostic d'une incapacité plus favorable dans la jeunesse que dans l'âge mûr ou la vieillesse.

13° *L'automatisme des nouvelles fonctions a pu se réaliser.* — Nous avons déjà dit, qu'à la suite d'une infirmité, il se produit une nouvelle association de mouvements destinée à suppléer aux fonctions absentes. Pour qu'on puisse admettre qu'il y a accoutumance, il faut que cette nouvelle association ait pris un caractère *d'automatisme inconscient.* Et cet automatisme ne peut se réaliser que si les mouvements ont été *répétés* très souvent.

En d'autres termes, il faut, pour admettre que, par suite d'accoutumance, le blessé n'est plus gêné dans son travail par son infirmité, que ce blessé ait travaillé suffisamment longtemps depuis l'accident. L'accoutumance ne se réalise pas en dehors du travail, ou bien elle se réalise en vue d'une activité n'ayant pas de rapport avec la profession du sinistré. Cela ne veut pas dire que l'activité journalière, extraprofessionnelle, d'un

[1] Il ne faut pas les confondre avec celles qui sont causées par la douleur.

mutilé n'a pas d'action sur l'accoutumance; pour les membres inférieurs la marche, etc., l'accoutumance peut se réaliser en dehors du travail. Il en est autrement pour certaines fonctions de la main, par exemple, spécialisées en vue d'une action déterminée. Dans ces cas, l'adaptation fonctionnelle ne pourra se réaliser que si le blessé continue à travailler.

Ce sera à l'expert d'apprécier si les conditions nécessaires à la création de l'automatisme des fonctions nouvelles ont été remplies.

14° *La recherche de la force au dynamomètre.* — Beaucoup de médecins se servent du dynamomètre de pression pour se rendre compte de la force d'un membre mutilé. C'est là un procédé défectueux. Le sinistré ne déploie que la force qu'il veut bien déployer. Aussi ne doit-on pas se fier aux indications données par cet appareil pour établir l'accoutumance, mais plutôt à celles que nous venons d'énumérer.

15° *La radiographie des fractures* (voir 8°). — Kempf déclare que l'accoutumance aux suites d'une fracture ne peut être admise que lorsque la structure intime du cal permet de constater à la radiographie la présence des travées osseuses nettes telles qu'on les voit dans les os sains. Cette idée nous paraît tout à fait juste. Tant que les os n'ont pas repris, au niveau du cal, une structure intime analogue à celle des os sains, cela veut dire que le cal ne s'est pas encore complètement adapté aux efforts qu'il doit supporter. Nous avons pu nous convaincre souvent que les douleurs invoquées par le blessé étaient réelles, en constatant à la radiographie, parfois longtemps après l'accident, un cal diffus, opaque.

Il faut aussi se convaincre, par la radiographie, qu'il n'existe plus de trace d'*ostéoporose*, affection qui persiste parfois longtemps après un traumatisme.

En tous cas, on ne devra pas négliger le secours de la radiographie toutes les fois que l'on devra apprécier l'incapacité résultant d'une fracture et le degré d'accoutumance réalisé.

16° *Valeur du sinistré sur le marché du travail.* — Cette question joue un grand rôle dans l'estimation du dommage économique causé à un assuré par un accident, mais hâtons-nous de dire qu'elle n'est pas du ressort du médecin, dont la compétence, en la matière est absolument nulle, et qu'elle doit être réservée à l'appréciation du juge ou de l'autorité compétente qui s'entoureront de l'avis de gens du métier.

Il ne faut, en effet, pas trop se hâter de conclure qu'une mutilation entraîne une infériorité de la victime sur le marché du travail. Cette dépréciation varie d'une profession à l'autre, et est sous la dépendance de conditions économiques et sociales extrêmement variées. Nous nous souvenons d'avoir vu un toupieur qui, quoi qu'ayant perdu le pouce droit en totalité, était extrêmement recherché par plusieurs patrons qui se le disputaient, car il passait pour un excellent ouvrier. Malgré sa mutilation, ses patrons élevèrent immédiatement son salaire après l'accident, pour le conserver à leur service.

17° *Le port d'un appareil de prothèse.* — Lorsqu'un appareil est nécessaire, l'accoutumance ne devra être admise que lorsque le port de cet appareil sera absolument indolore. Il faut tenir compte du fait qu'au renouvellement de l'appareil, il se passe toujours un certain temps jusqu'à ce que le membre se soit habitué à l'appareil nouveau.

Plusieurs des *stigmates* que nous venons d'énumérer ne peuvent servir à évaluer l'accoutumance que lorsque le métier de la victime est grossier, susceptible de laisser une empreinte sur les muscles et la peau.

Mais dans certaines professions qui exigent surtout de *l'adresse,* l'accoutumance dépendra, en grande partie de l'intelligence du blessé, et l'accoutumance ne se traduira pas par des traces objectives.

L'intelligence est donc un facteur, presque jamais mentionné dans les certificats des médecins, qu'il est, il est vrai extrêmement difficile d'apprécier, mais dont le rôle dans la production du phénomène qui nous occupe est de première importance.

C'est l'intelligence qui préside aux nouvelles coordinations des mouvements, aux impulsions nerveuses. Plus l'accoutumance rencontrera d'obstacles sur sa route, plus le rôle de l'intelligence sera grand. Il faut donc distinguer entre l'ouvrier intelligent et celui qui ne l'est pas.

L'accoutumance doit atteindre un degré plus élevé chez l'ouvrier supérieur, dit *qualifié,* que chez le simple manœuvre.

Elle sera donc, ici, parfois plus lente à se produire ; mais l'ouvrier qualifié est en général plus intelligent et son intelligence lui sera d'un grand secours. On peut se demander, par conséquent, s'il est plus juste d'indemniser plus haut une mutilation chez un ouvrier qualifié que chez un autre.

Il faut être prudent avant d'admettre l'accoutumance chez un ouvrier maladroit.

Il résulte de ce qui a été dit plus haut qu'un certain nombre de facteurs de l'accoutumance sont du ressort exclusif du médecin, d'autres de l'autorité compétente et de gens du métier.

III. La durée de l'accoutumance

Dans les pays où le régime de la réparation unique et définitive des dommages par un capital est encore en vigueur (en Suisse jusqu'à l'application de la nouvelle loi), il importe d'évaluer d'avance les résultats et la durée probable de l'accoutumance. Il est inutile de dire combien cette évaluation est difficile. Pour la mener à bien, il faudrait pouvoir se baser sur des statistiques très étendues, qui font encore défaut. En outre, les cas sont si variables, si différents les uns des autres, les facteurs de l'accoutumance dépendent de causes si diverses qu'une telle application reste soumise à une incertitude très grande.

Il est d'autre part, parfaitement exact que l'étude de l'accoutumance, dans ces pays là, est infiniment plus fructueuse et instructive et permet de se rapprocher bien davantage de la réalité des faits que dans les pays soumis au régime de la rente.

Toutefois, comme la plupart des Etats de l'Europe qui ont institué un législation sur la matière, prévoient le système de la rente, et puisque la Suisse qui avait, la première, fait une loi sur la responsabilité civile des fabricants, va bientôt mettre en vigueur une loi nouvelle prévoyant aussi la rente, c'est en nous basant sur ce système que nous devons envisager l'importance de la *durée* de l'accoutumance.

Dans ce cas, il n'est plus nécessaire de *prévoir* la durée que mettra l'accoutumance pour se réaliser. Tout au plus peut-on, au moment de la guérison, déclarer que l'adaptation fonctionnelle sera probablement courte ou de longue durée, afin de permettre la révision plus ou moins rapidement.

Ce n'est qu'au moment de cette révision, que la question de savoir si l'accoutumance s'est réalisée, se posera à l'expert.

A cette occasion, on peut se demander si l'accoutumance est *indéfiniment progressible?*

Nous en avons déjà parlé plus haut. On peut admettre, disions-nous, qu'un individu quelconque se perfectionne toujours plus dans son travail, et que ce perfectionnement ne s'arrête qu'au moment où commence la déchéance physique ou psychique, ce qui reviendrait à dire que l'adaptation fonctionnelle suit la même marche que le perfectionnement de l'être sain et normal. Mais en pratique, il en est autrement.

Il arrive un moment où, par l'accoutumance, l'ouvrier mutilé a réparé le dommage fonctionnel causé par l'accident; sans doute, il continuera à se perfectionner toujours plus, mais, ce qui est à considérer au point de vue de la loi, c'est le temps mis pour effectuer cette réparation.

Or ce temps doit être limité.

Kempf relève avec raison, la fausseté du raisonnement suivant: « Un ouvrier est atteint d'une blessure des extrémités et reçoit pour celà une rente de 30 %. Cette rente a été abaissée à 10 % dans le courant des six premières années. Un nouvel examen a lieu huit ans après l'accident et le médecin estime qu'à la suite du long délai écoulé depuis l'accident, l'accoutumance est complète et que la rente doit être supprimée.

Il est vrai qu'une amélioration de ce blessé s'est produite par suite de l'accoutumance, mais il est difficile d'admettre qu'elle s'est produite dans les deux dernières années.

L'accoutumance a aussi ses limites, et on doit admettre, dans le cas cité, que l'accoutumance au dommage corporel pouvait conduire à la suppression de la rente dans les six premières années. Il y a naturellement des exceptions. De graves mutilations, l'âge avancé et d'autres circonstances retardent l'accoutumance. Mais, pour la grande majorité des cas, il faut admettre que lorsque un certain temps s'est écoulé depuis l'accident, l'accoutumance ne peut plus progresser.

Il en résulte que d'admettre à trois ou quatre reprises une nouvelle accoutumance *n'est pas raisonnable.*

Après avoir admis à deux reprises que l'accoutumance a entraîné une amélioration, on peut considérer l'influence de ce phénomène, sur l'état du blessé, comme épuisée. »

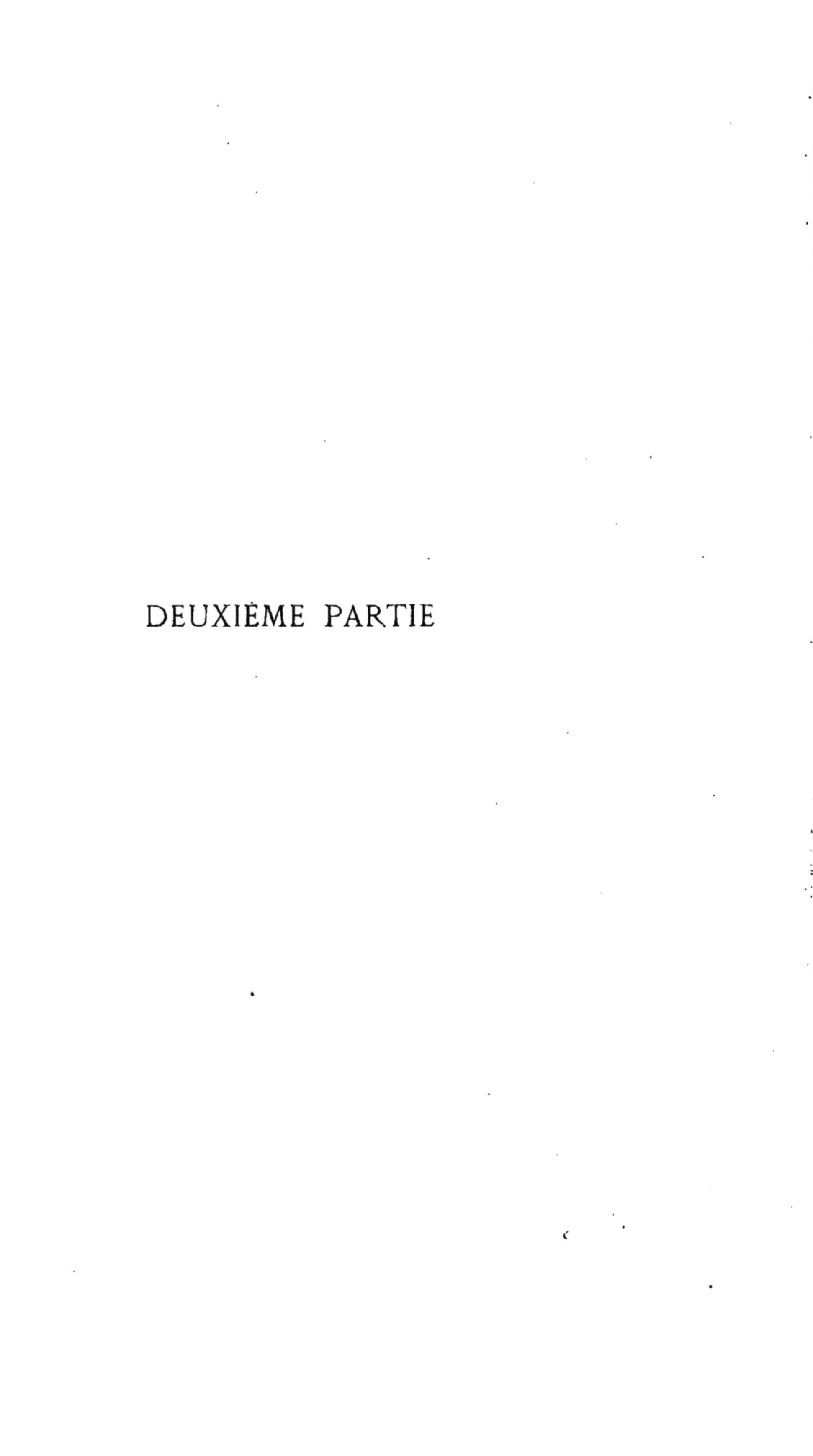

DEUXIÈME PARTIE

CLASSEMENT DES RÉSULTATS PAR PROFESSION

Il serait du plus haut intérêt de pouvoir établir une liste des professions diverses auxquelles s'adonnent les sinistrés, en décrivant, pour chacune d'elles le genre d'activité qu'elles réclament, le genre de mouvements que leur exercice comporte.

De la sorte, quand un médecin se trouverait en face d'un accidenté du travail et dans l'obligation de déterminer son incapacité de travail future, il pourrait, en consultant cette liste, se rendre compte dans quelle mesure son blessé sera apte à remplir ses devoirs de travailleur.

Mais une telle liste est très difficile à élaborer. Les groupements de profession sont incertains, de l'aveu même des spécialistes les plus compétents (voir la statistique internationale des accidents du travail de Fuster, dans le *Bulletin des Assurances sociales* de juillet 1913).

Pour prévoir de quelle façon l'adaptation fonctionnelle d'un ouvrier mutilé pourra se réaliser, il convient donc de s'enquérir, dans chaque cas particulier, du genre d'activité de la victime.

Il est également désirable que de nouvelles statistiques soient publiées, afin de démontrer, comme nous essayons de le faire dans le présent ouvrage, de quelle façon un ouvrier mutilé de telle ou telle profession est capable d'accomplir son travail.

Ne pouvant embrasser toute l'étendue de ce domaine, nous nous sommes bornés à quelques professions, parmi les plus répandues dans notre pays, et qui peuvent servir en quelque sorte de types pour de nouveaux groupements.

Dans une même profession, il existe souvent des genres d'activité très distincts, comportant de la part des ouvriers des mouvements souvent très dissemblables. Or, ce qui importe au médecin, c'est de savoir dans quelle circonstance tel ou tel mouvement est obligatoire; cela seulement lui permettra de dire si l'adaptation fonctionnelle d'un membre traumatisé pourra se réaliser.

Or, l'élaboration d'une liste « complète » de ces activités, valable pour plusieurs pays dont l'industrie varie plus ou moins considérablement, demanderait un travail considérable et suffirait à elle seule pour constituer l'objet d'un mémoire.

Voici pourquoi, malgré son imperfection, nous avons pensé que l'énoncé de ce qui va suivre pouvait se justifier, d'autant plus qu'il avait pour sujet les faits originaux *au nombre de plusieurs centaines* que nous avons pu recueillir.

SCHÉMAS
concernant les mutilations de la main et leur influence sur le salaire

Pouce

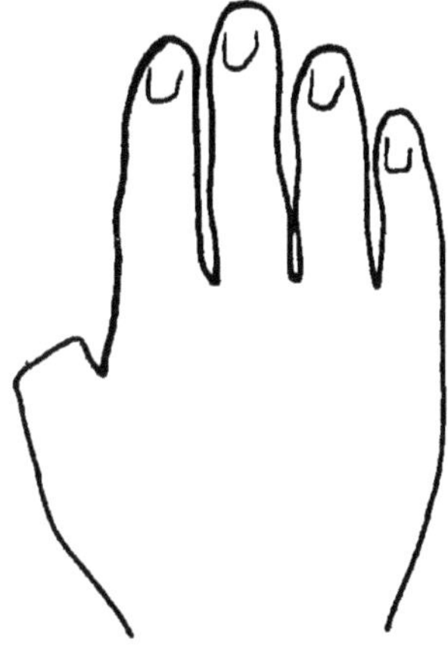

Fig. 8. — Machiniste, 26 ans. Perte de la deuxième phal. à droite. Indemnité, 500 fr. Salaire ant., 4 fr. 18 : post., 4 fr. 73. Retrouvé après 4 ans. Règlement à l'amiable.

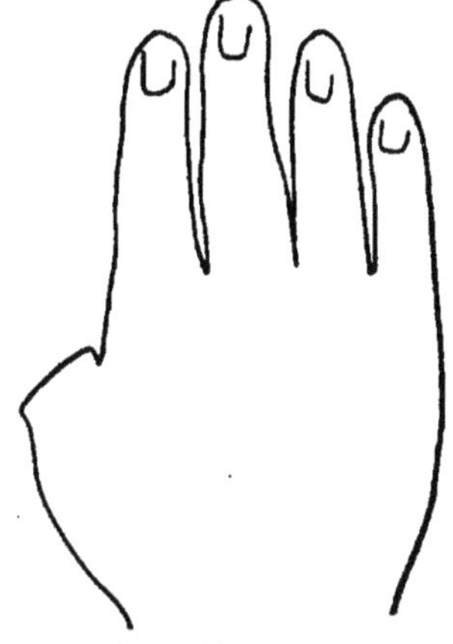

Fig. 9. — Manœuvre, 24 ans. Perte du pouce droit. Indemnité, 1400 fr. Salaire ant., 3 fr. 60 ; post., 4 fr. 10. Retrouvé après 4 ans. Règlement à l'amiable.

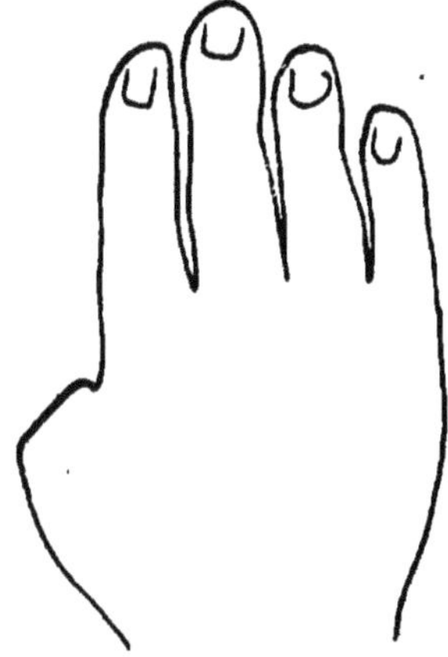

Fig. 10. — Maçon, 26 ans. Perte du pouce droit. Accident non professionnel. Salaire à l'âge de 26 ans, 5 fr.

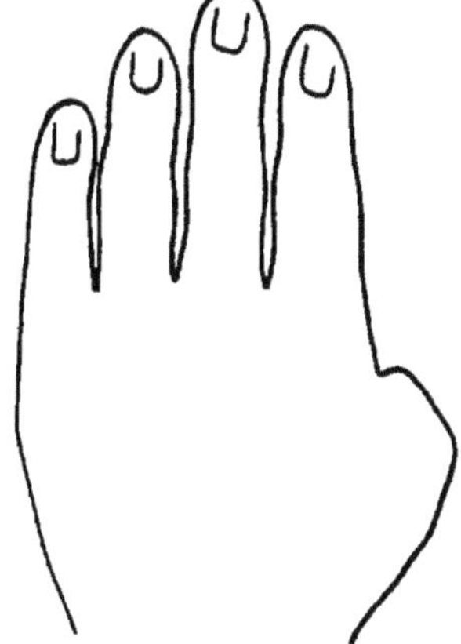

Fig. 11. — Berger, 15 ans. Perte du pouce gauche. Indem.? Salaire ant., 2 fr. par jour ; post., 45 fr. par mois. Règlement à l'amiable. Retrouvé après 6 ans.

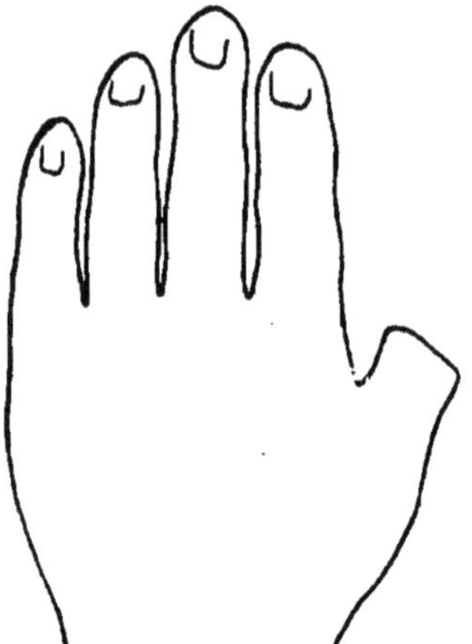

Fig. 12. — Manœuvre, 29 ans. Perte deuxième phal. du pouce gauche. Indemnité, 300 fr. Salaire ant., 3 fr. 50 ; post., 3 fr. 50. Règlement à l'amiable.

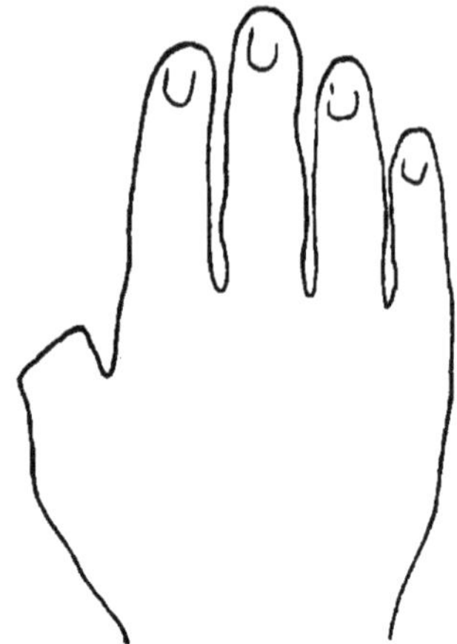

Fig. 13. — Raffineur, 38 ans. Perte de l'extrémité du pouce droit. Indemnité ? Salaire ant., 3 fr. 24 ; post., 4 fr. 20. Retrouvé après 18 ans.

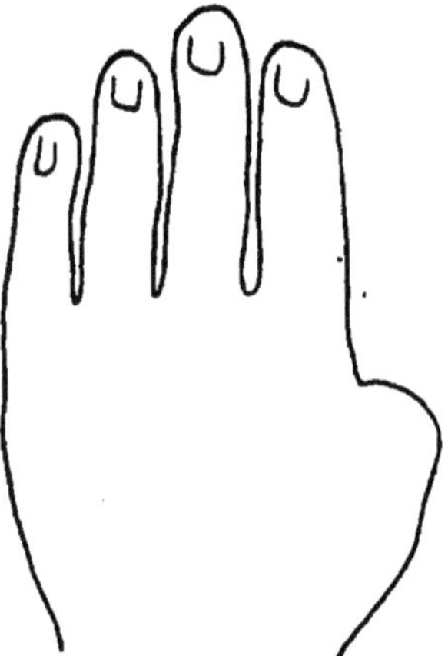

Fig. 14. — Manœuvre, 28 ans. Perte du pouce gauche. Accident non professionnel. Salaire ant., 3 fr. 20 ; post., 3 fr. 50. Retrouvé après 20 ans.

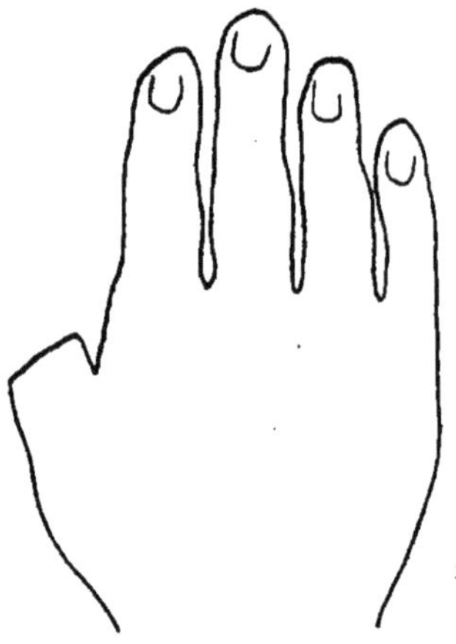

Fig. 15. — Scieur, 32 ans. Perte deuxième phalange pouce droit. Indemnité, 223 fr. Salaire ant., 3 fr. 30 ; post., 3 fr. 52. Retrouvé après 5 ans. Règlement à l'amiable.

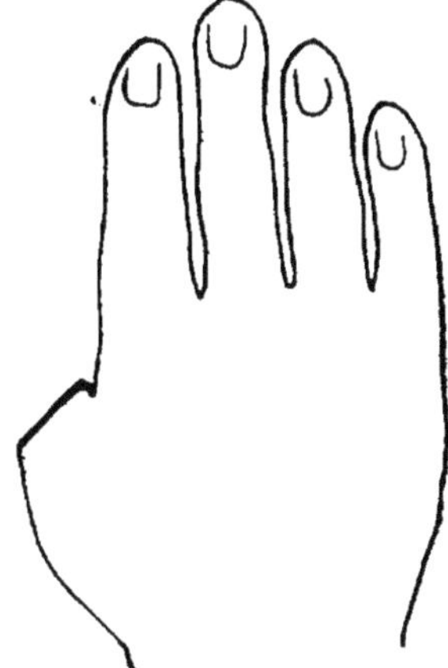

Fig. 16. — Monteur de boîtes, 18 ans. Perte du pouce droit. Indemnité, 600 fr. Salaire ant., 6 fr. ; post., 7 fr. Retrouvé après 26 ans. Règlement à l'amiable.

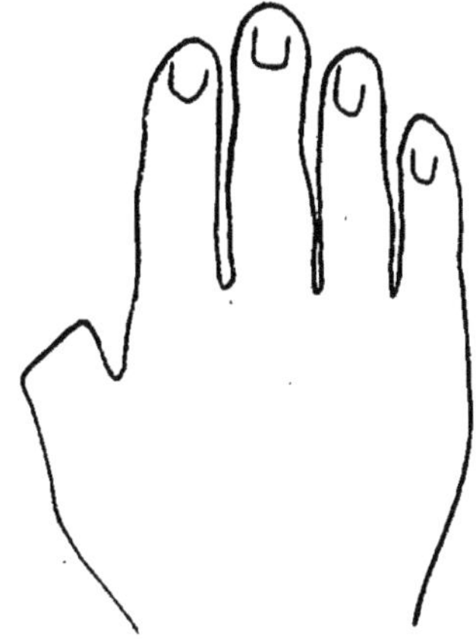

Fig. 17. — Ebéniste, 32 ans. Perte de la dernière phal. du pouce droit. Indemnité ? Salaire ant., 5 fr. ; post., 5 fr. Retrouvé après 4 ans. Règlement à l'amiable.

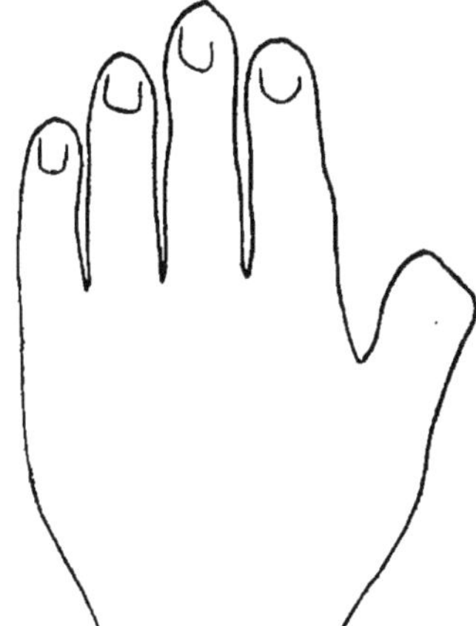

Fig. 18. — Machiniste, 33 ans. Perte partielle de la dernière phal. du pouce gauche. Indemnité ? Salaire ant., 6 fr. 50 ; post., 7 fr. 50. Retrouvé après 3 ans. Règlement à l'amiable.

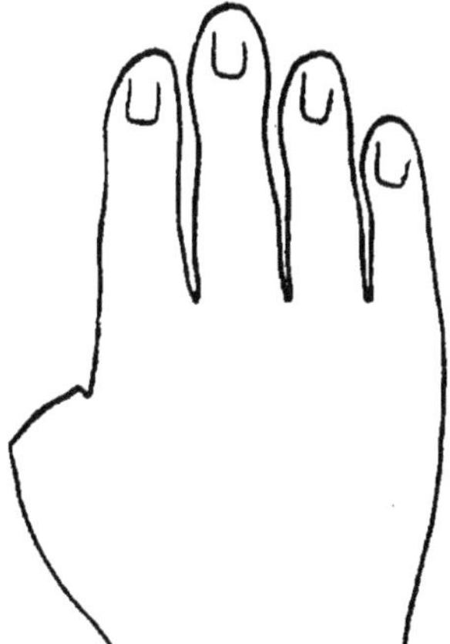

Fig. 19. — Menuisier, 26 ans. Perte totale du pouce droit. Indemnité de chômage. Salaire ant., 4 fr. 70 ; post. 6.60. Retrouvé après 5 ans. Règlement à l'amiable.

Index

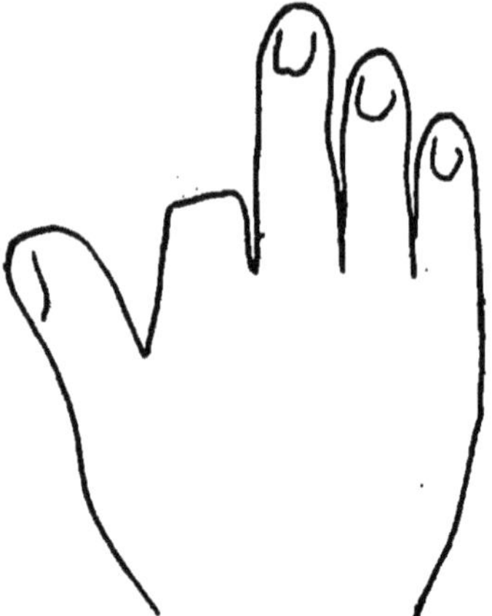

Fig. 20. — Machiniste, 27 ans. Perte phalangine et phalangette à droite. Indemnité, moitié du salaire. Salaire ant., 4 fr. ; post., 5 fr. 50. Retrouvé après 27 ans. Règlement ?

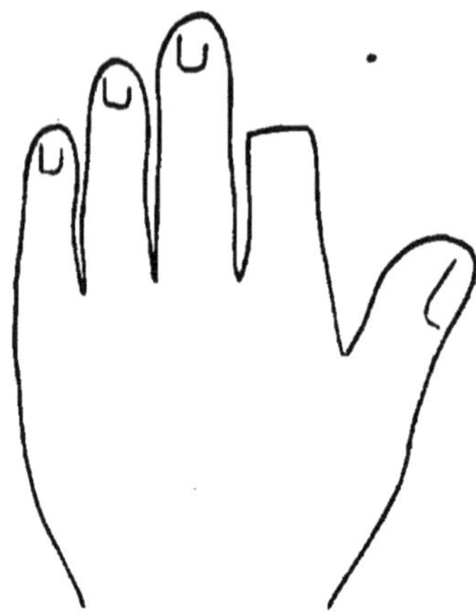

Fig. 21. — Serrurier, 30 ans. Perte phalangette à gauche. Indemnité, 300 fr. Salaire ant., 5 fr. 50 ; post., 6 fr. 20. Retrouvé après 7 ans. Règlement à l'amiable.

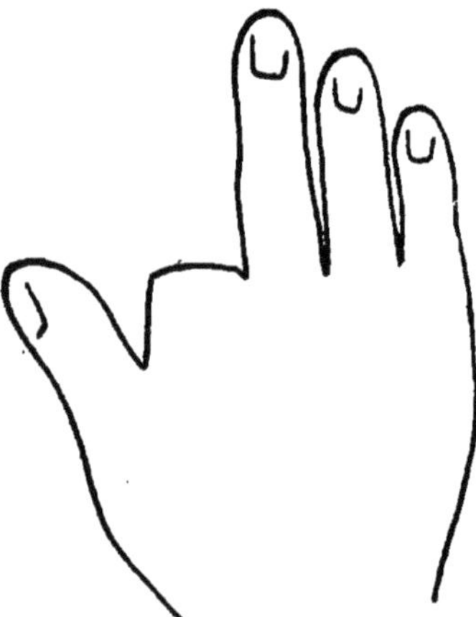

Fig. 22. — Manœuvre, 39 ans. Perte index dr. Indemnité, 850 fr. Salaire ant., 3 fr. 30 ; post., 3 fr. 50. Retrouvé après 3 ans. Règlement à l'amiable.

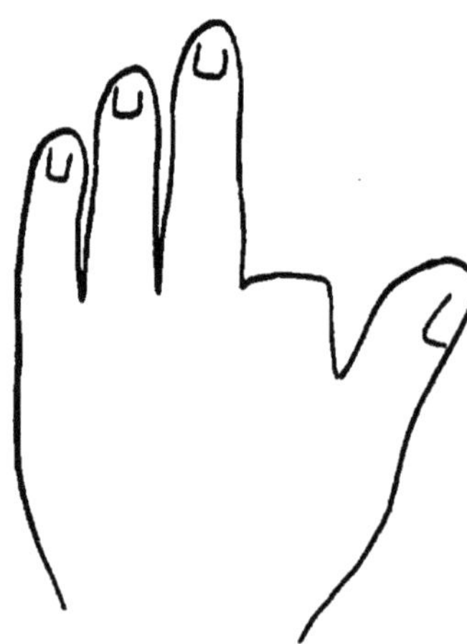

Fig. 23. — Charpentier, 24 ans. Perte index gauche. Indemnité. accident non professionnel. Salaire ant., 35 fr. par mois ; post., 5 fr. 50 par jour. Retrouvé après 15 ans.

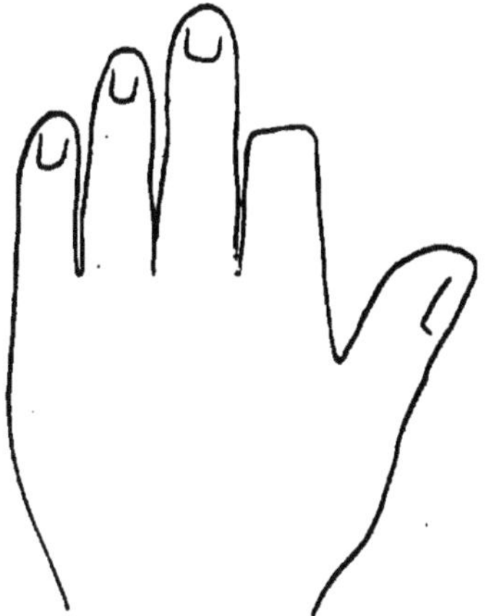

Fig. 24. — Tourneur, 23 ans. Perte phalangette gauche. Indemnité ? (de chômage). Salaire ant., 8 fr. ; post., 7 fr. 50. Retrouvé après 12 ans. Règlement à l'amiable.

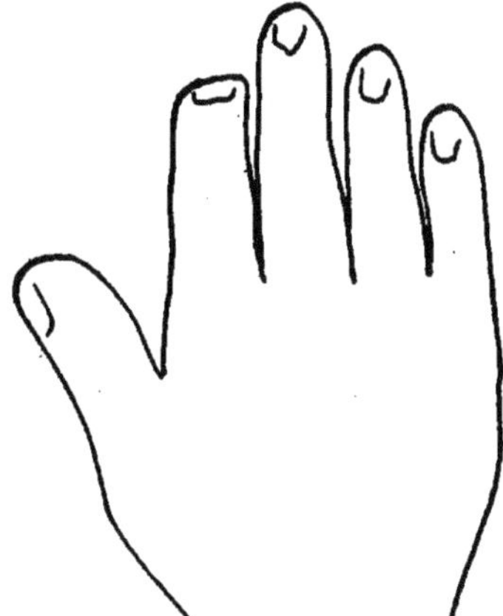

Fig. 25. — Machiniste-ébéniste, 42 ans. Perte partielle phalangette à droite. Indemnité, 500 fr. Salaire ant., 6 fr. ; post., 6 fr. 30. Retrouvé après 4 ans. Règlement à l'amiable.

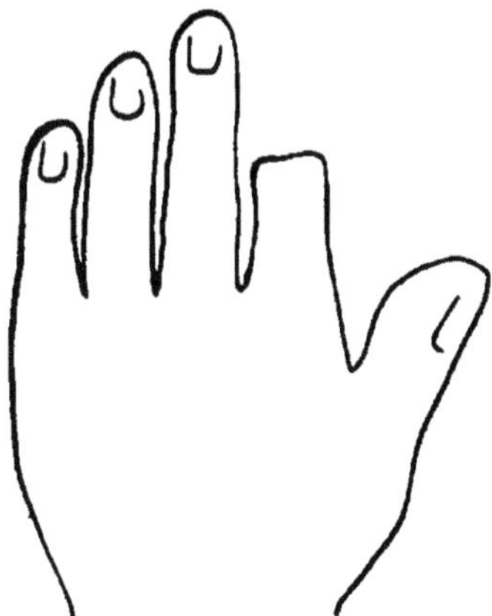

Fig. 26. — Machiniste, 27 ans et demi. Perte moitié index gauche. Indemnité, 500 fr. Salaire ant., 6 fr. 50 ; post., 7 fr. Retrouvé après 6 ans et demi. Règlement à l'amiable.

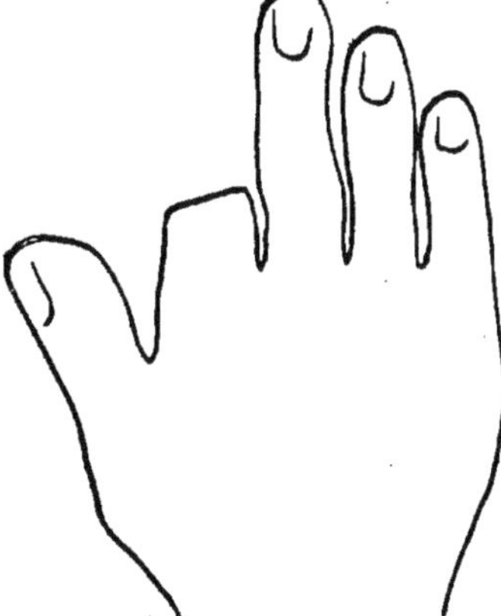

Fig. 27. — Menuisier-ébéniste, 22 ans. Mutilation des phalangine et phalangette à droite. Indemnité, 1600 fr. Salaire ant., 4 fr. 80; post., 4 fr. 80. Règlement à l'amiable.

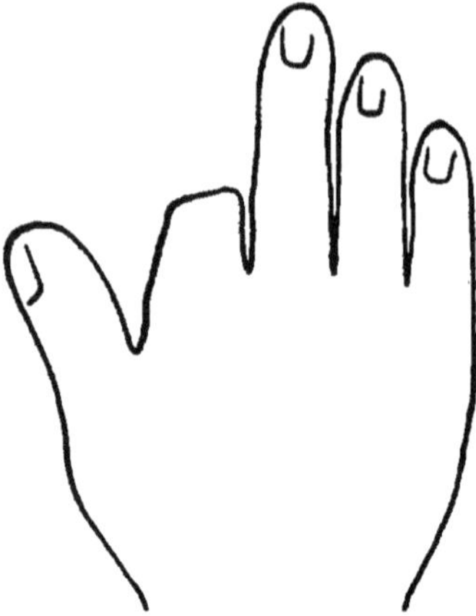

Fig. 28. — Aide-monteur, 29 ans. Perte phalangine et phalangette à droite. Indemnité, 1200 fr. Salaire ant., 140 fr. par mois ; post., 112 fr. 50. Retrouvé après 6 ans. Règlement à l'amiable.

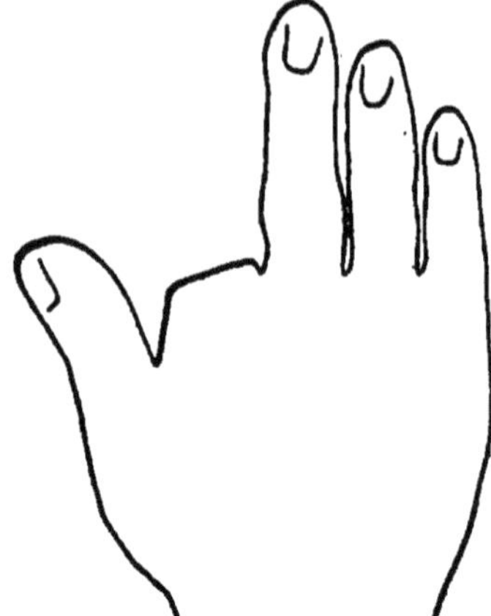

Fig. 29. — Ferblantier, 25 ans. Perte index droit et ankylose des trois derniers doigts, à droite. Indemnité ? Salaire ant., 14 fr. par sem. et nourri ; post., 4 fr. 30. Retrouvé après 6 ans. Règlement ?

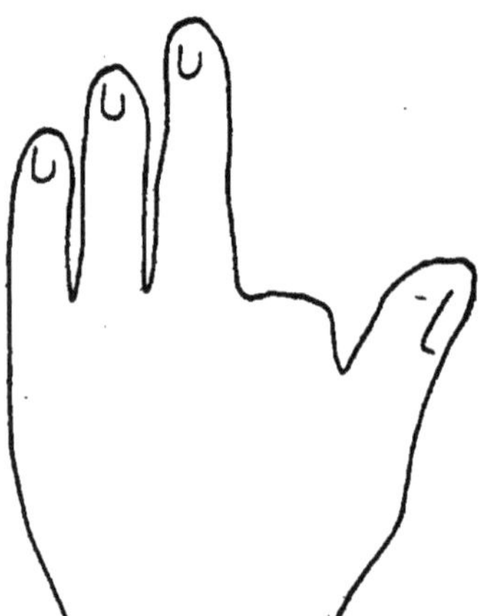

Fig. 30. — Mouleur, 32 ans. Perte index gauche. Indemnité, 900 fr. Salaire ant., 180 fr.; post., 200 fr. Retrouvé après 5 ans. Règlement à l'amiable.

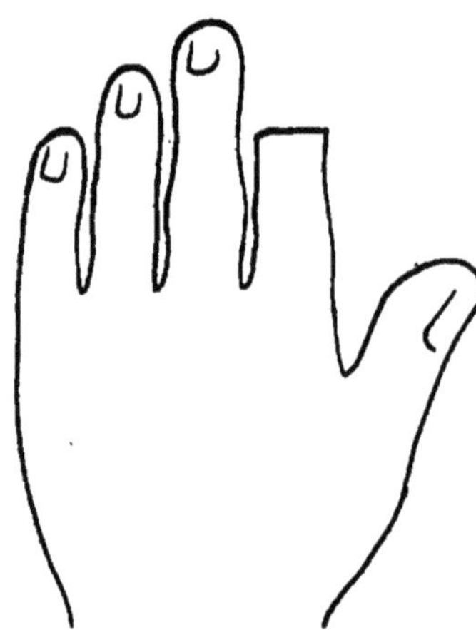

Fig. 31. — Tourneur, 24 ans. Perte phalangette index gauche. Indemnité, accident en 1876. Salaire ant., 4 fr. ; post., 5 fr. 50. Retrouvé après 29 ans. Règlement ?

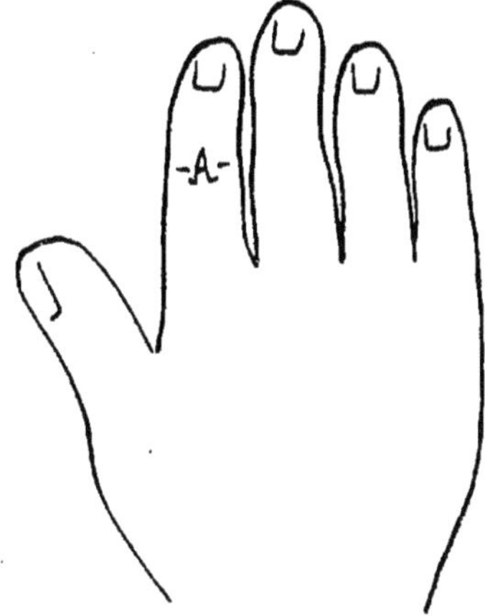

Fig. 32. — Meunier, 26 ans. Ankylose de l'index droit. Indemnité, 600 fr. Salaire ant., 5 fr. ; post., 5 fr. 20. Retrouvé après 1 an. Règlement à l'amiable.

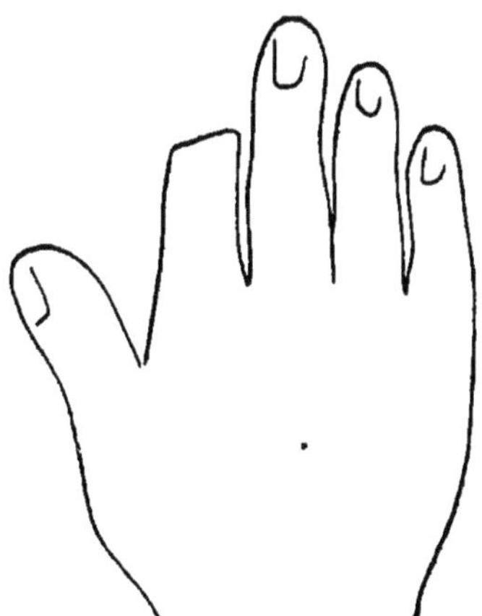

Fig. 33. — Machiniste, 27 ans. Perte de la phalangette de l'index. Indemnité ? Salaire ant., 5 fr. 70 ; post., 6 fr. 50. Retrouvé après 6 ans. Règlement à l'amiable.

Médius

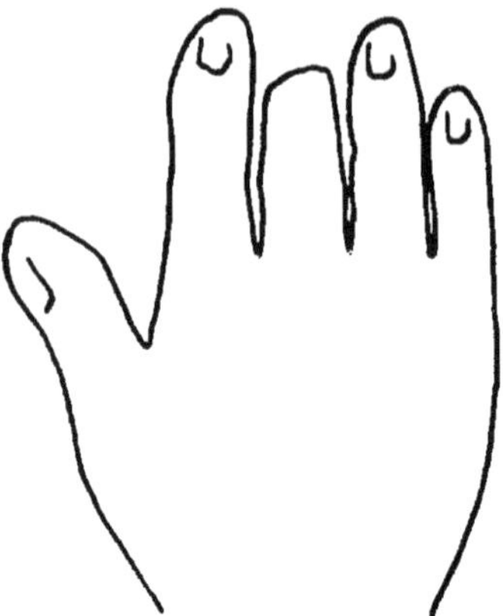

FIG. 34. — Scieur, 22 ans et demi. Perte de la troisième phal. médius droit. Indemnité, 360. Salaire ant., 5 fr. ; post., 7 fr. Retrouvé après 2 ans. Règlement à l'amiable.

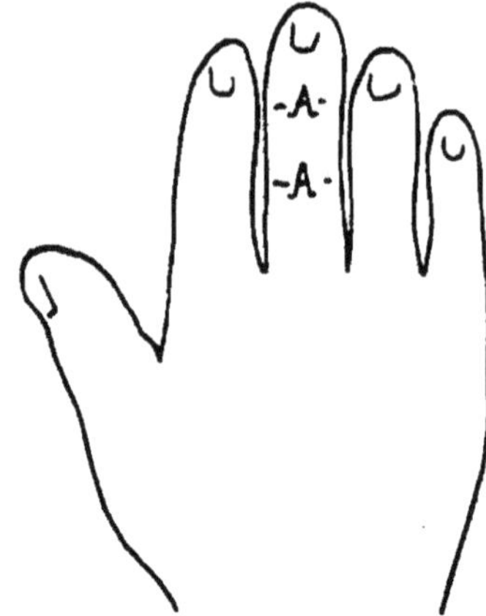

FIG. 35. — Mineur, 28 ans. Ankylose des deux phalanges du médius droit. Salaire ant., 6 fr. 25 ; post., 5 fr. 06 ; Retrouvé après 3 ans. Procès interrompu.

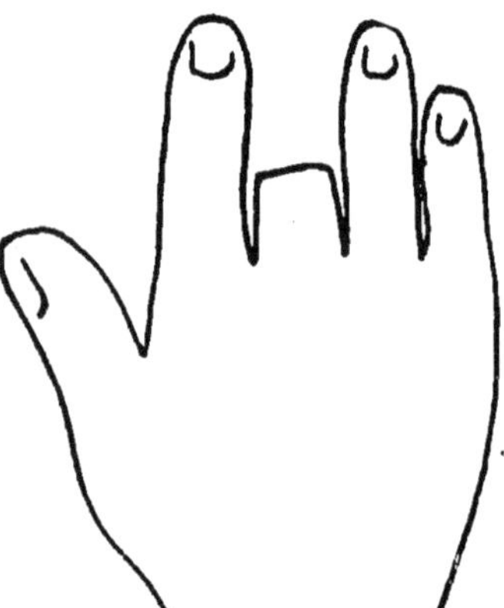

FIG. 36. — Machiniste, 33 ans. Perte deuxième et troisième phal. Médius droit. Indemnité ? Salaire ant., 7 fr. ; post., 7 fr. Retrouvé après 4 ans. Règlement à l'amiable.

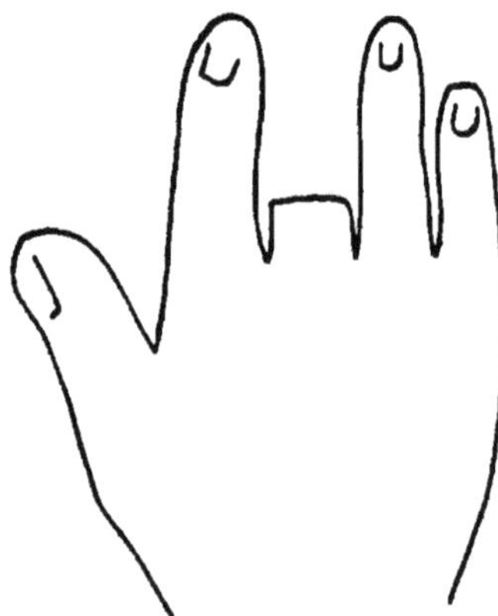

FIG. 37. — Scieur, 29 ans. Amputation du médius droit au milieu de la première phalange. Indemnité, 750 fr. Salaire ant., 5 fr. 50 ; post. 6 fr. Retrouvé après 12 ans. Règlement à l'amiable.

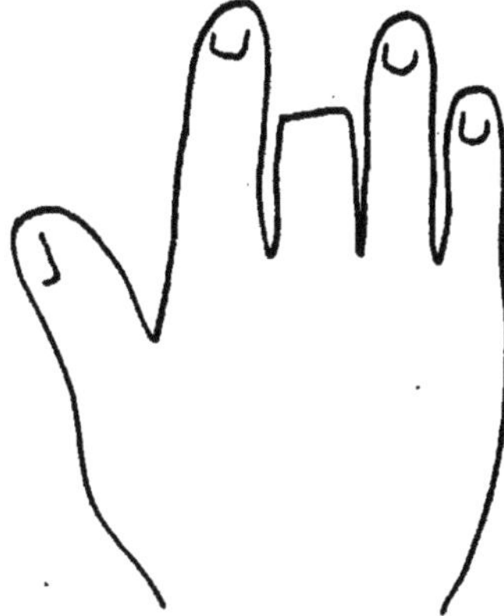

Fig. 38. — Repousseur, 41 ans. Perte de la moitié du médius dr. Indemnité, 600 fr. Salaire ant., 5 fr.; post., 5 fr. 25. Retrouvé après 1 an. Règlement à l'amiable.

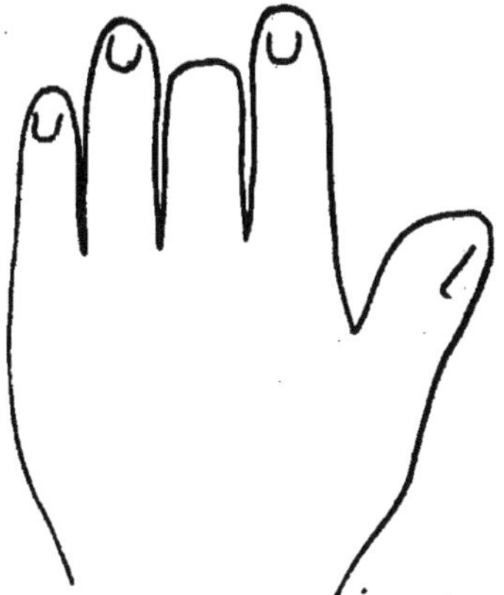

Fig. 39. — Menuisier, 22 ans. Perte troisième phalange du médius gauche. Indemnité de chômage. Salaire ant., 3 fr.; post., 6 fr. 20. Retrouvé après 7 ans.

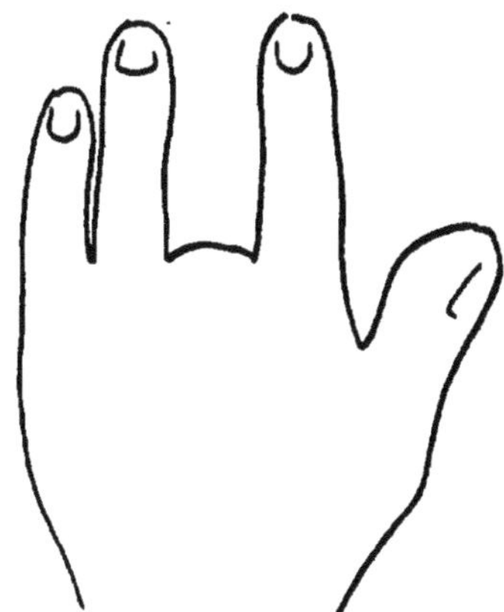

Fig. 40. — Garçon d'écurie, 48 ans. Perte totale du médius gauche. Indemnité, 1690 fr. (en France). Salaire ant. 6 fr. par mois; post., 100 fr. par mois. Retrouvé après 19 ans.

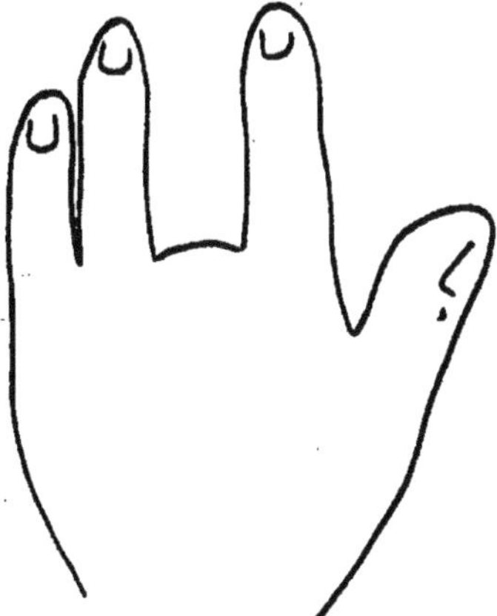

Fig. 41. — Forgeron, 46 ans. Perte totale médius gauche, avec ankylose de l'annulaire. Indemnité, 1411 fr. Salaire ant., 7 fr.; post., 7 fr. Retrouvé après 1 an $^1/_2$. Règlement à l'amiable.

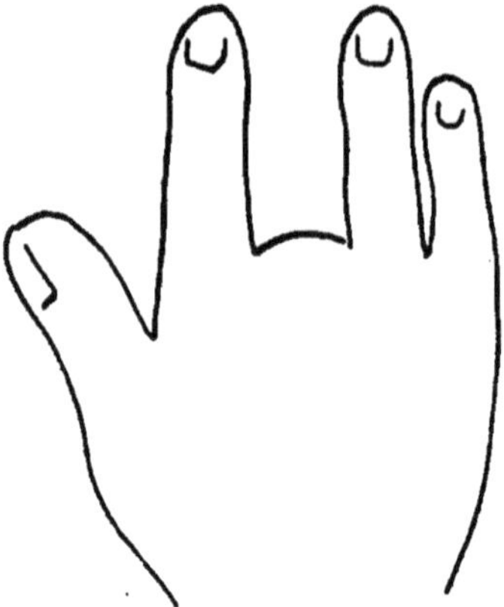

Fig. 42. — Maçon, 33 ans. Perte du médius droit (panaris). Salaire ant., 5 fr. 70 ; post., 5 fr. 60. Retrouvé après 6 ans.

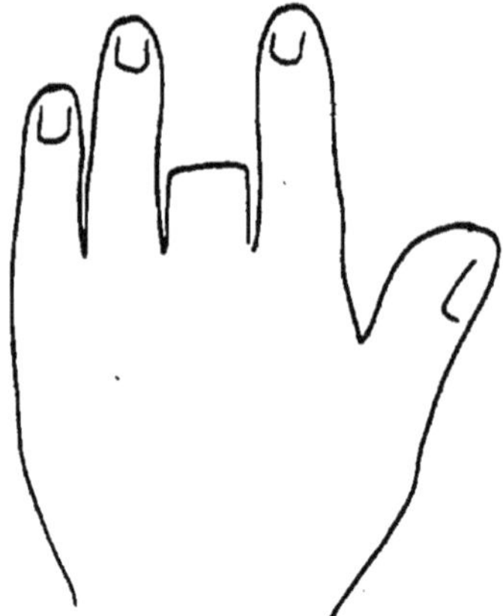

Fig. 43. — Menuisier, 37 ans. Perte des deux dernières phal. médius gauche. Indemnité, 2400 fr. Salaire ant., 6 fr. ; post., 6 fr. 50. Retrouvé après 4 ans. Règlement à l'amiable.

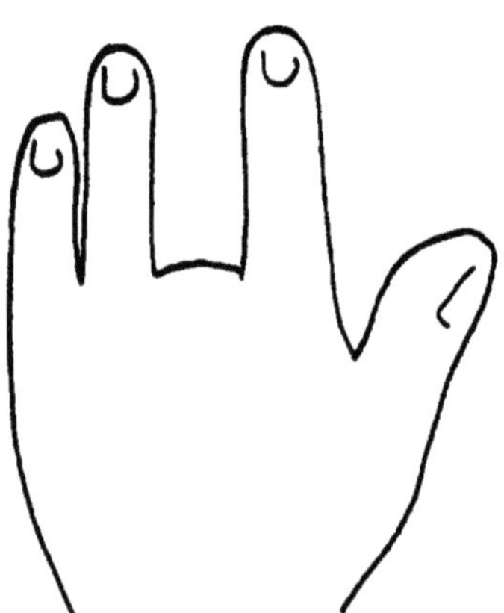

Fig. 44. — Machiniste, 48 ans. Perte du médius gauche. Indemnité, 4550 fr. Salaire ant., 7 fr. 50; post., 7 fr. 50. Retrouvé après 6 ans. Règlement à l'amiable.

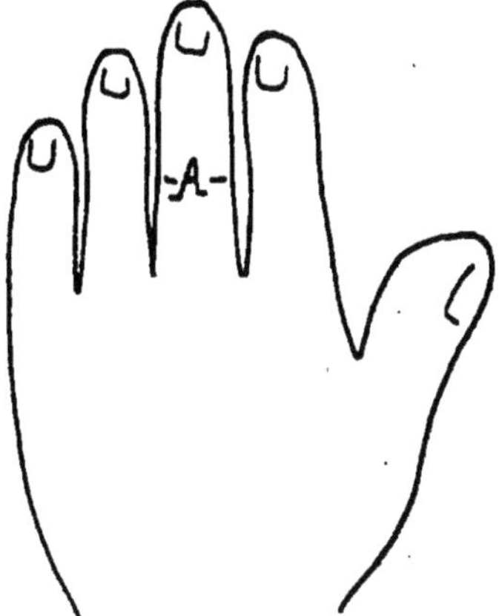

Fig. 45. — Machiniste, 32 ans. Ankylose à angle droit du médius gauche. Indemnité, 900 fr. Salaire ant., 7 fr. ; post., 7 fr. Retrouvé après six mois. Après trois mois de massages le doigt recouvrera probablement sa souplesse. Règlement à l'amiable.

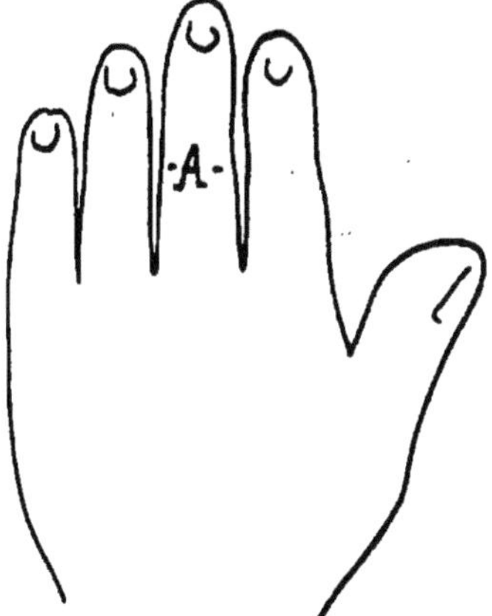

Fig. 46. — Machiniste, 28 ans Ankylose du médius gauche, partielle. Le doigt n'est presque plus utilisable. Indemnité, 1300 fr. Salaire ant., 7 fr. ; post., 7 fr. Règlement à l'amiable. Retrouvé après 10 mois.

Annulaire

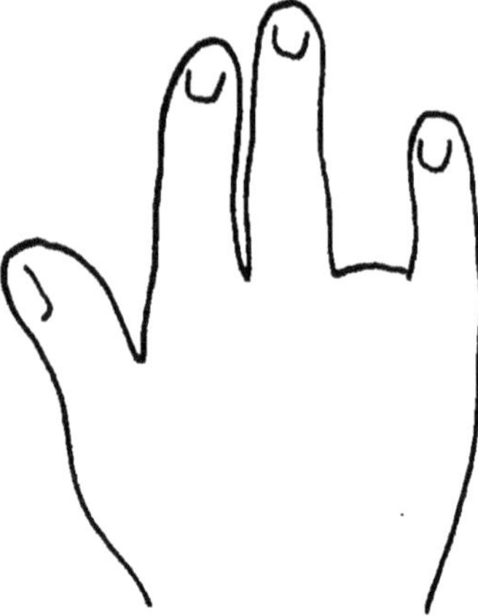

Fig. 47. — Machiniste, 25 ans. Perte annulaire droite et ankylose médius. Indemnité, 2300 fr. Salaire ant., 8 fr. ; post., 8.50 fr. Retrouvé après plus de 5 ans. Règlement à l'amiable.

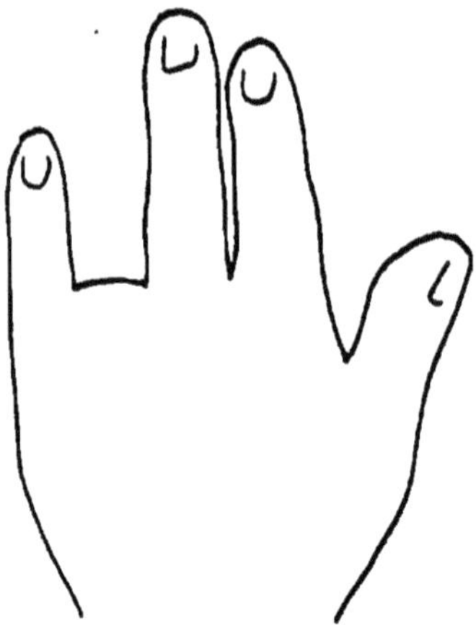

Fig. 48. — Machiniste-chef, 27 ans. Perte annulaire gauche. Indemnité, 100 fr. Salaire ant., 150 fr. ; post., 220 fr. Retrouvé après 5 ans. Règlement à l'amiable.

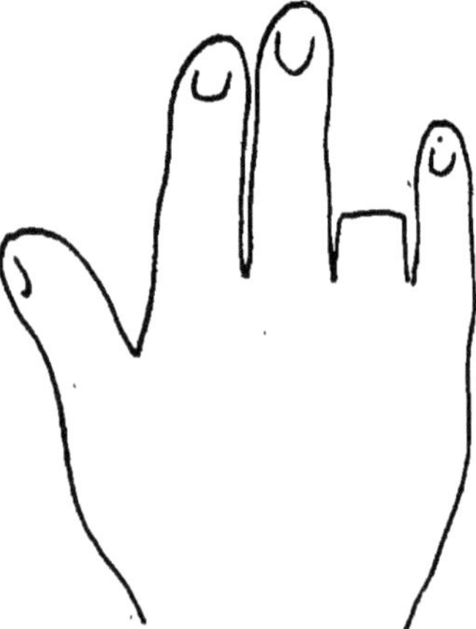

Fig. 49. — Machiniste, 32 ans. Perte deuxième et troisième phal. à droite. Indemnité, 500 fr. Salaire ant., 4 fr. ; post., 5 fr. 20. Retrouvé après 13 ans. Règlement à l'amiable.

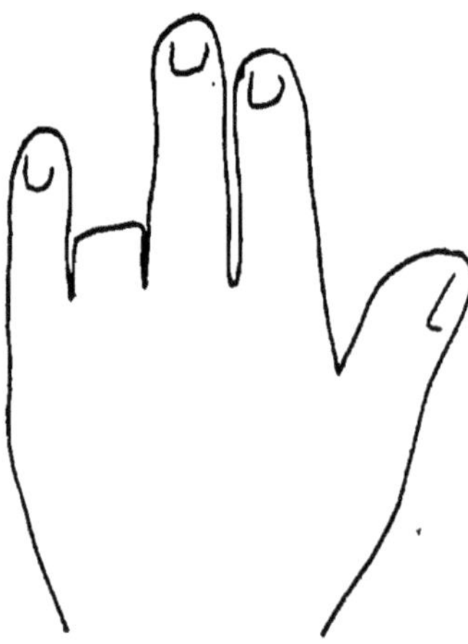

Fig. 50. — Contremaître (fabrique de pâtes), 37 ans. Perte deuxième et troisième phal. à gauche. Incapacité, 3-4 %. Travaille après 4 mois au même salaire. Retrouvé après 4 mois. Règlement à l'amiable (avait en outre une raideur du médius et de l'index au moment où il a repris son travail).

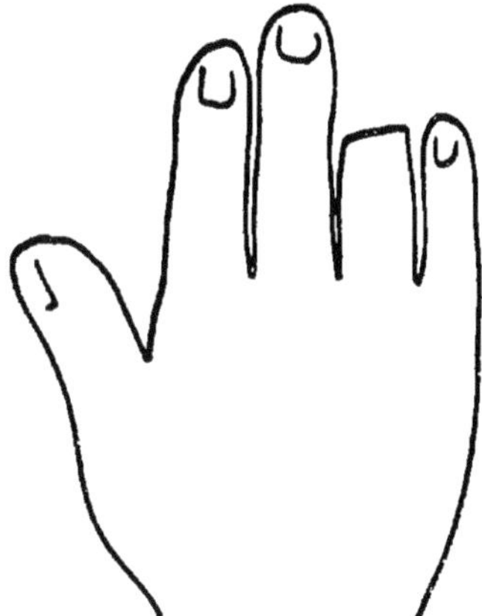

Fig. 51. — Machiniste, 36 ans. Perte de la phalangette ann. droit. Indemnité, 840 fr. Salaire ant., 6 fr. 05; post., 9 fr. Retrouvé après 8 ans. Règlement à l'amiable.

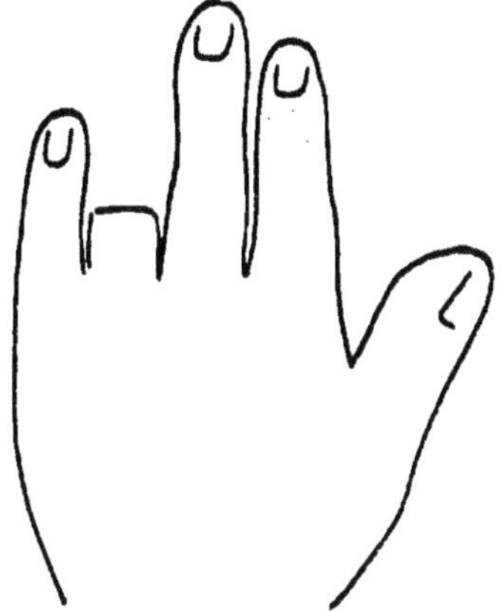

Fig. 52. — Machiniste, 48 ans. Perte des deux dernières phal. Non assuré; indemnité de chômage. Salaire ant., 6 fr.; post., 9 fr. Retrouvé après 15 ans.

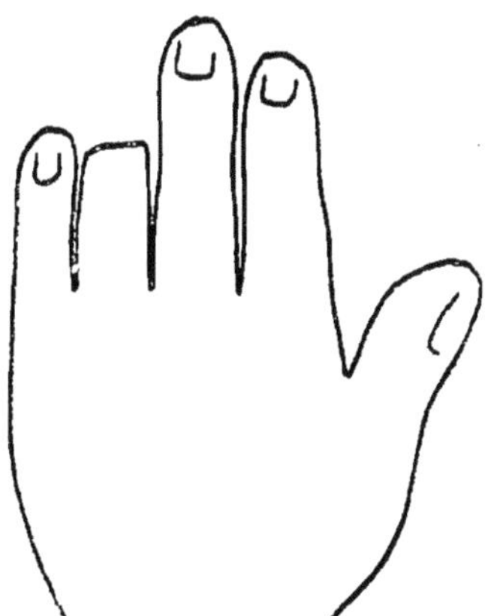

Fig. 53. — Machiniste, 31 ans. Perte de la phalangette à gauche. Indemnité, 400 fr. Salaire ant., 7 fr.; post., 7 fr. 50. Retrouvé après 3 ans. Règlement à l'amiable.

Auriculaire

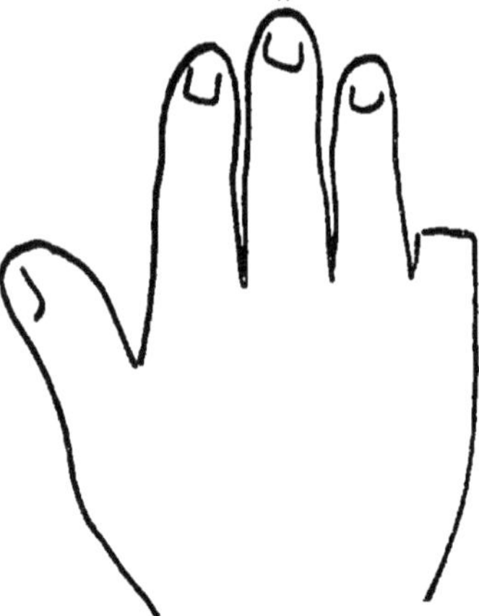

Fig. 54. — Menusier, 30 ans. Perte de deux phalanges à droite. Indemnité, 2100 fr. Salaire ant., 6 fr. 20 ; post., 6 fr. 50. Retrouvé après 7 ans. Règlement à l'amiable.

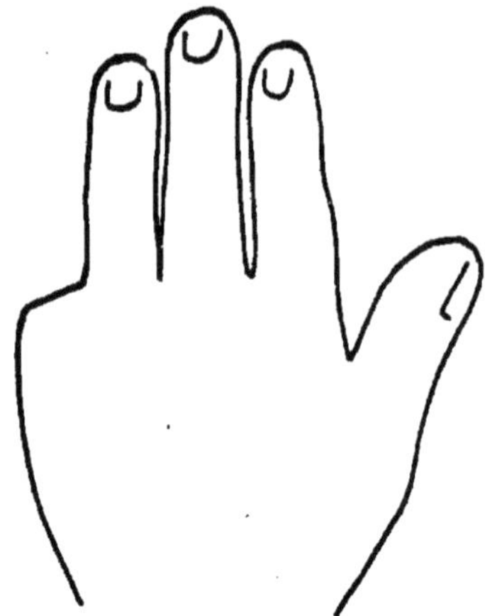

Fig. 55. — Mécanicien-électricien, 28 ans. Perte de l'auriculaire à gauche. Indemnité de chômage. Salaire ant., 4 fr. ; post., 258,30 par mois. Retrouvé après 11 ans.

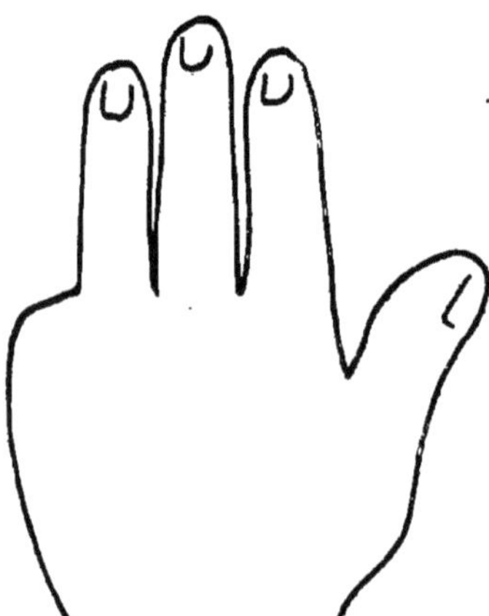

Fig. 56. — Mécanicien, 23 ans. Perte de l'auriculaire à gauche. Indemnité, 1000 fr. Salaire ant., 6 fr. ; post., 5 fr. 25. Retrouvé après 6 ans. Cette infirmité n'exerce aucune influence sur le travail.

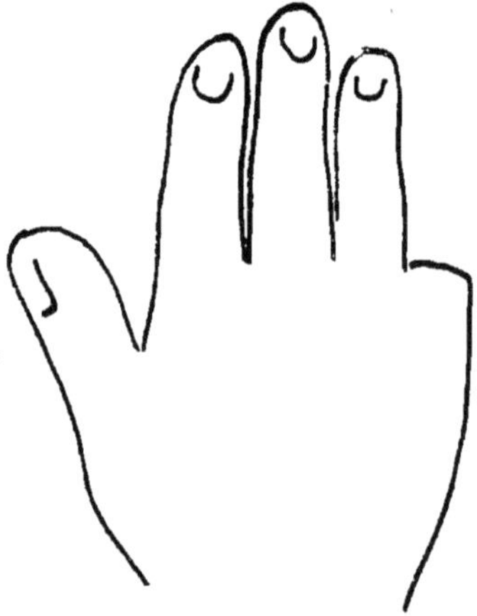

Fig. 57. — Machiniste, 51 ans. Perte de l'auriculaire à droite. Indemnité, 250 fr. Salaire ant., 5 fr. 50 ; post., 6 fr. 50. Retrouvé après 3 ans. Règlement à l'amiable.

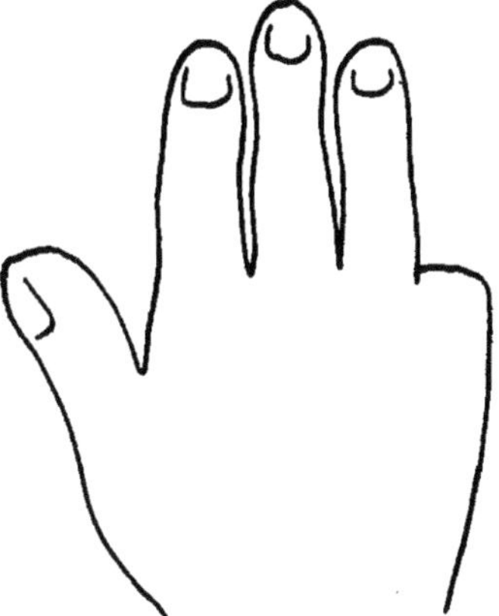

Fig. 58. — Voiturier, 32 ans. Perte de l'auriculaire droit. Indemnité, 2200 fr. Salaire ant., 3 fr. ; post., 5 fr. Retrouvé après 16 ans. Règlement à l'amiable.

Ankyloses

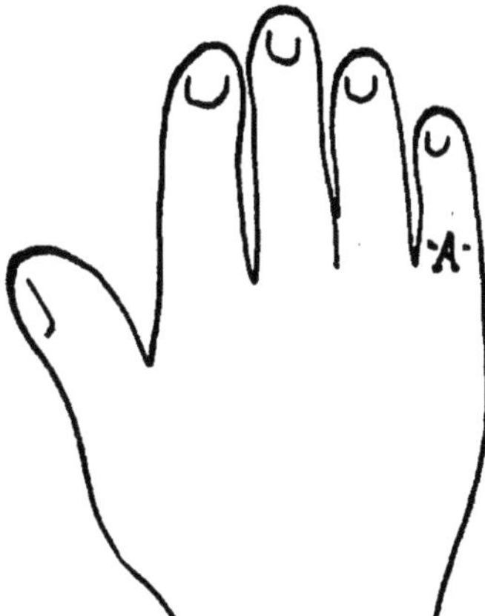

Fig. 59. — Serrurier, 35 ans. Ankylose de l'auriculaire droit. Indemnité, 500 fr. Salaire ant., 6 fr. 40 ; post., 7 fr. Retrouvé après 2 ans. Règlement à l'amiable.

Mutilations intéressant plusieurs doigts y compris le pouce

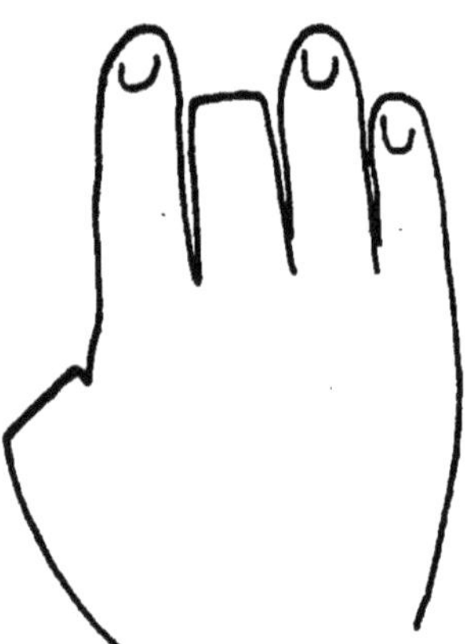

Fig. 60. — Menuisier, 23 et 26 ans (deux accidents). Perte roisième phalange médius droit. Perte totale du pouce droit. Indemnité, 1400 fr. Salaire ant., 4 fr. 80 ; post., 5 fr. 40. Retrouvé après 6 et 9 ans. Règlement à l'amiable.

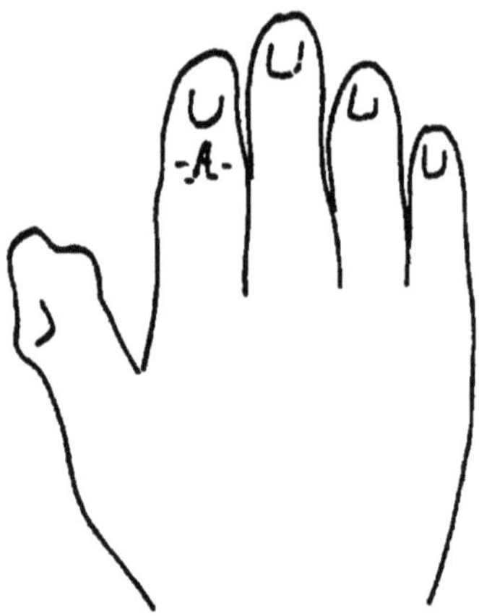

Fig. 61. — Rubanneur, 36 et 43 ans (deux accidents). Déformation de la dernière phalange du pouce droit. Ankylose dernière phalange de l'index et déformation deuxième phalange index, articulation libre. Indemnité ? Salaire ant., 3 fr. 30 ; post., 3 fr. 52, Retrouvé après 3 et 10 ans. Procès.

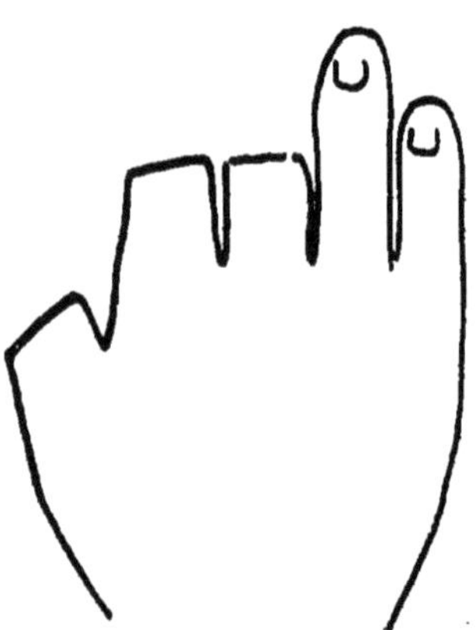

Fig. 62. — Ferblantier, 17 ans. Perte de la moitié du pouce, index et médius droits. Non assuré. Salaire ant., 40 fr. par mois ; post., 6 fr. 17 par jour.

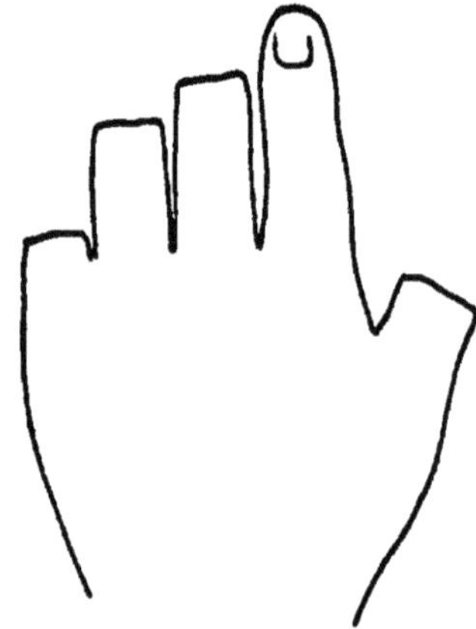

Fig. 63. — Affuteur, 38 ans. Perte de l'extrémité du pouce, de la troisième phalange du médius et de l'annulaire deuxième et troisième phalanges auriculaire gauche. Indemnité, 300 fr. Salaire ant., 5 fr. 50 ; post., 5 fr. 50. Règlement à l'amiable. Retrouvé après 12 ans.

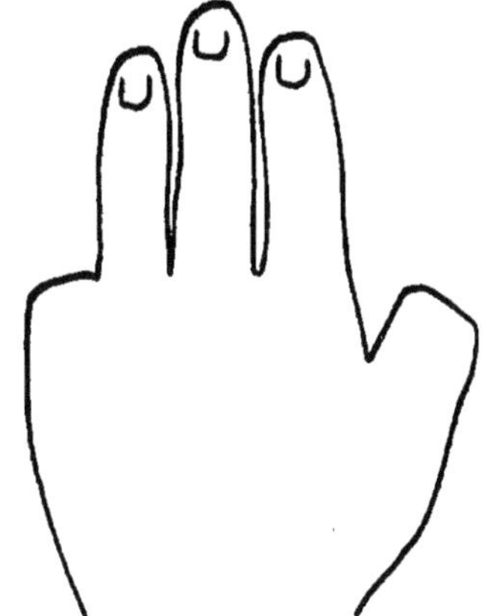

Fig. 64. — Garçon de café, 24 ans. Perte moitié pouce et totalité auriculaire gauches. Non assuré. Retrouvé après 8 ans. A changé de profession. Gagne actuellement le salaire normal.

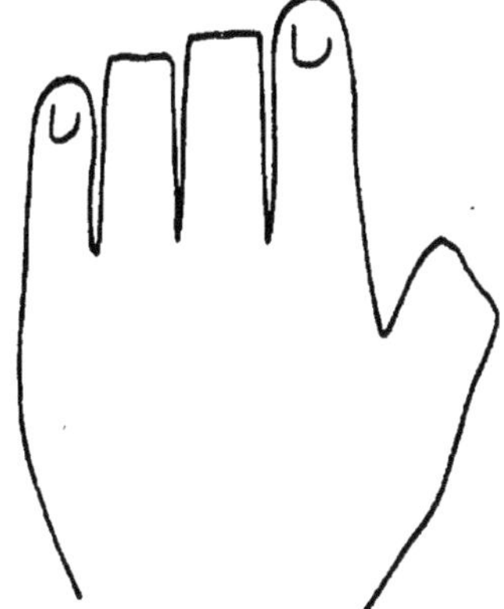

Fig. 65. — Machiniste, 35 ans. Perte partielle du pouce et des médius et annulaire gauches. Indemnité, 1300 fr. Salaire ant., 8 fr. 50 ; post., 8 fr. 50. Le pouce a été coupé étant enfant. Le second accident est survenu il y a 5 semaines. Règlement à l'amiable.

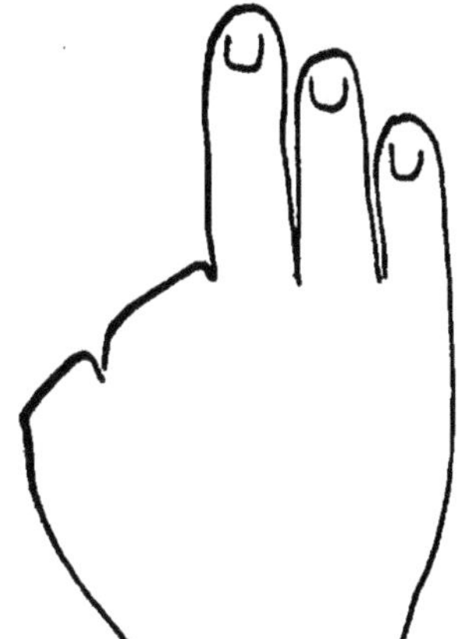

Fig. 66. — Scieur, 52 ans. Perte du pouce et de l'index droits. Indemnité? Salaire ant., 4 fr. 40 ; post., 6 fr. 60. Retrouvé après 24 ans. Règlement à l'amiable. L'ouvrier est excessivement prudent.

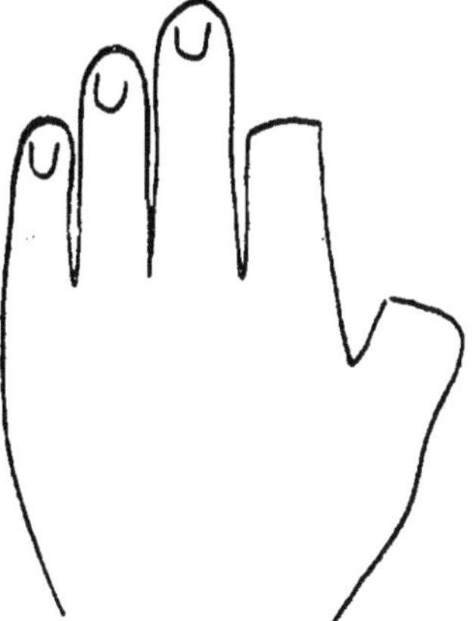

Fig. 67. — Scieur, 23 ans. Perte partielle du pouce et de l'index gauches. Indemnité, 200 fr. Salaire ant., 4 fr. ; post., 4 fr. Retrouvé après 1 an. Règlement à l'amiable.

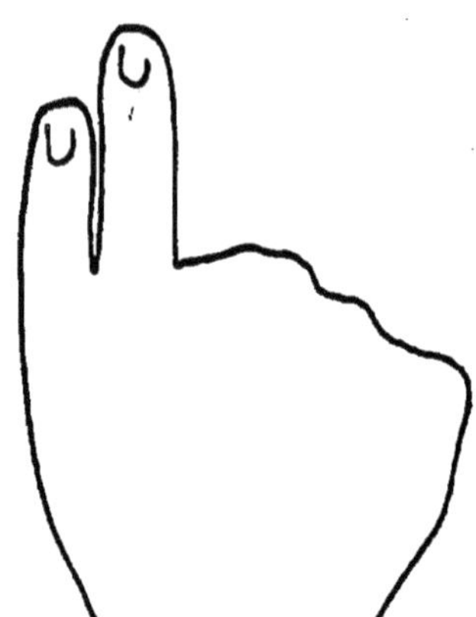

Fig. 68. — Scieur, 42 ans. 2 accidents : 1° Perte du médius. 2° Perte du pouce, index gauches. Indemnité, 4000 fr. Salaire ant., 7 fr. Retrouvé après un an. Cet ouvrier cherche à s'embaucher de nouveau comme scieur.

Perte de plusieurs doigts non compris le pouce

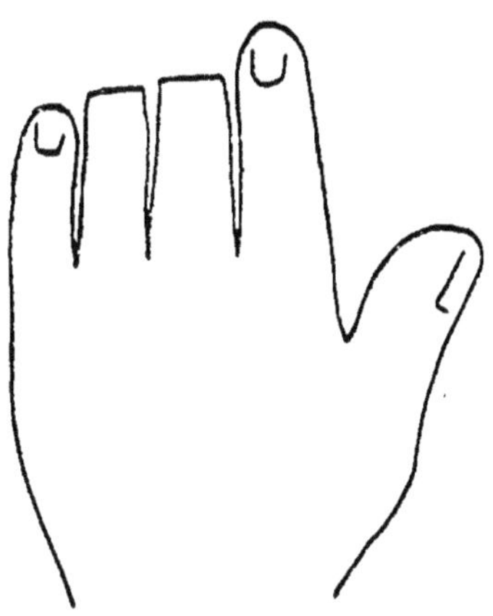

FIG. 69. — Employé de bureau, 23 ans. Perte troisième phalange médius et annulaire gauches. Indemnité? Salaire ant., 5 fr. ; post., 7 fr. Retrouvé après 1 an.

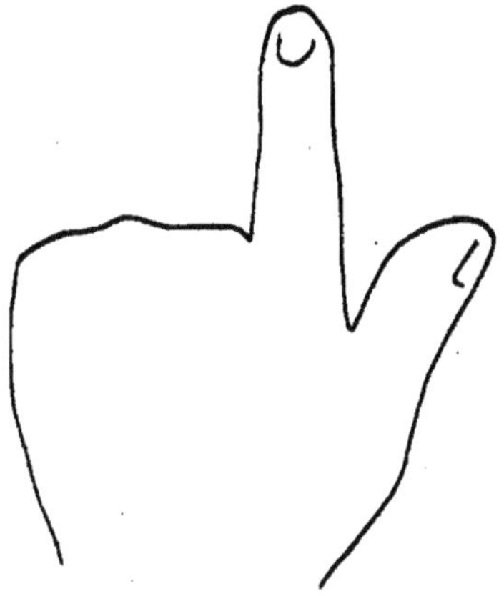

FIG. 70. — Charpentier, 30 ans. Perte de trois doigts de la main gauche. Indemnité de chômage. (Patron non assuré). Salaire ant., 3 fr. 50 logé et nourri ; post., 5 fr. 50. Retrouvé après 15 ans. Règlement à l'amiable.

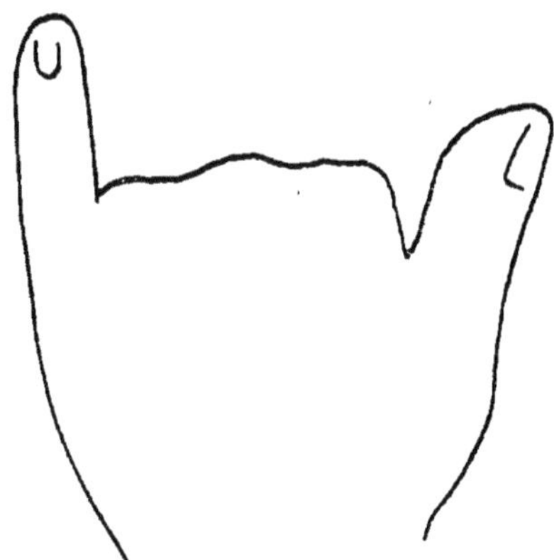

FIG. 71. — Machiniste, 29 ans. Perte de l'index, médius et annulaire gauche. Indemnité, 2500 fr. Salaire ant., 6 fr. 50 ; post., 9 fr. Retrouvé après 10 ans. Règlement à l'amiable.

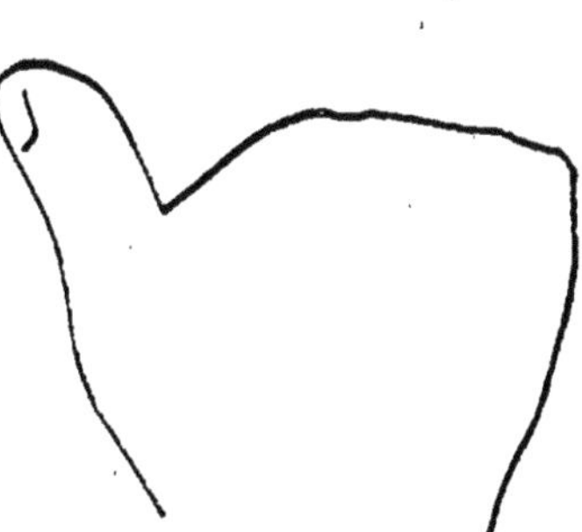

FIG. 72. — Scieur, ans. Perte des quatre derniers doigts droits. Indemnité, 200 fr. Salaire ant., 3 fr. 60 ; post., 3 fr. 60.

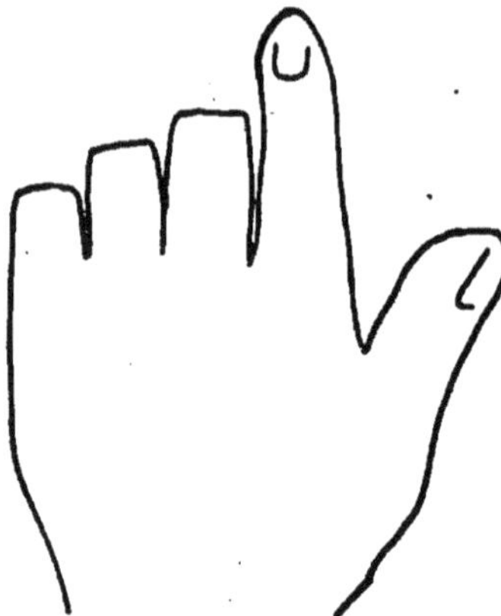

Fig. 73. — Menuisier, 30 ans. Perte de la moitié des trois derniers doigts de la main gauche. Indemnité : 400 fr. Salaire ant., 5 fr. ; post., 6 fr. 05. Retrouvé après 2 ans $^1/_2$. Règlement à l'amiable.

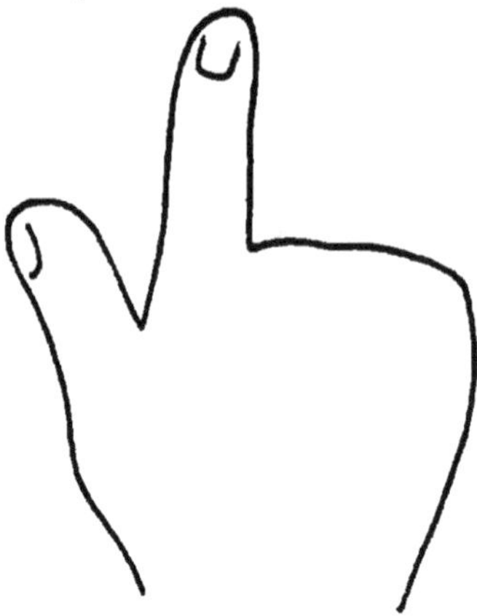

Fig. 74. — Scieur, 62 ans. Perte de trois doigts de la main droite. Indemnité, 900 fr. Salaire ant., 5 fr. 50 ; post. 5 fr. Retrouvé après 2 ans. Règlement à l'amiable.

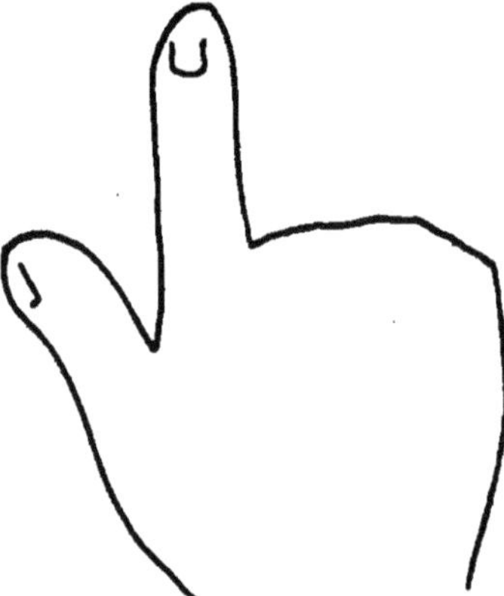

Fig. 75. — Scieur, 40 ans. Perte de trois doigts à droite. Indemnité, 1500 fr. Salaire ant., 300 fr. par mois ; post. 6 fr. 20 par jour. Retrouvé après 3 ans. Règlement à l'amiable. Cet ouvrier a eu 5 ans plus tard un nouvel accident (perte d'un doigt à gauche). Indemnité, 400 fr.

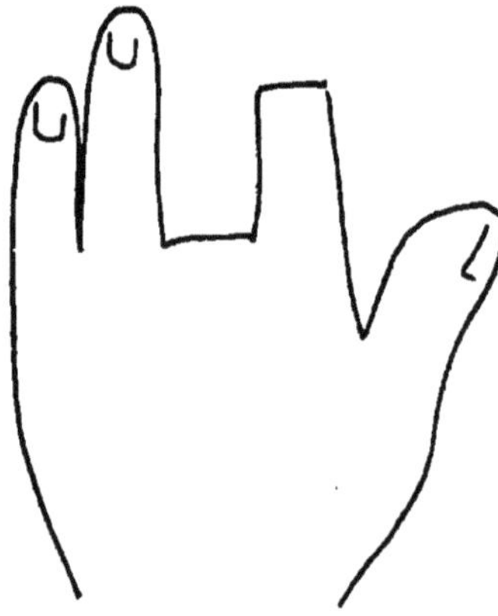

Fig. 76. — Machiniste, 27 ans. Perte phalangette index et totalité médius gauches. Indemnité, 3000 fr. Salaire ant., 6 fr. ; post., 6 fr. 20. Retrouvé après 5 ans. Procès.

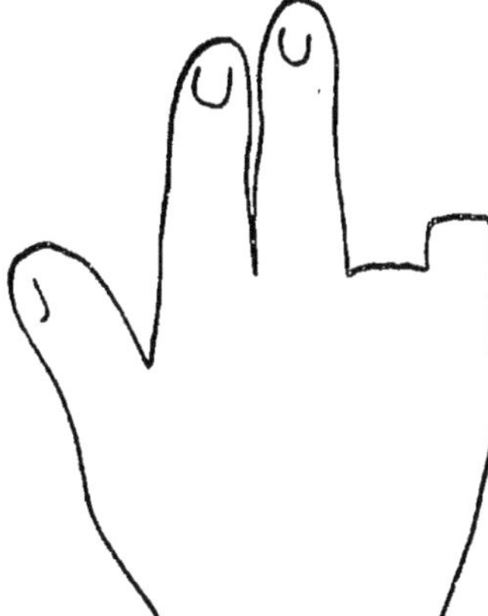

Fig. 77. — Machiniste charpentier, 32 ans. Perte de l'annulaire et moitié auriculaire droits. Indemnité, 1200 fr. Salaire ant., 5 fr. 50; post., 6 fr. 30. Retrouvé après 1 an. Règlement à l'amiable.

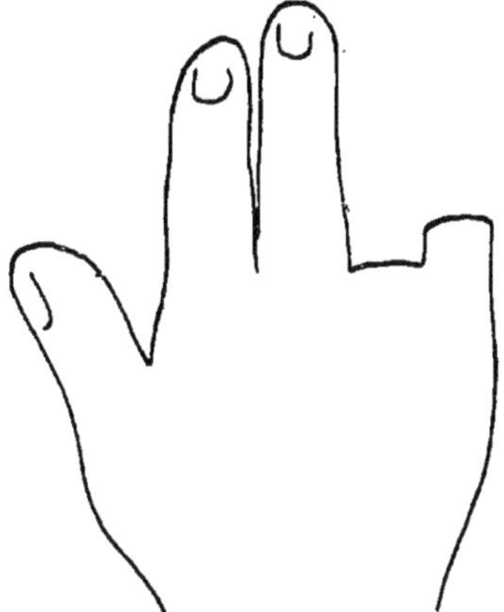

Fig. 78. — Machiniste-charpentier, 31 ans. Perte de l'annulaire et moitié auriculaire droits. Indemnité, 1200 fr. Salaire ant., 5 fr. 50; post., 7 fr. 20. Retrouvé après 1 an 1/2. Règlement à l'amiable.

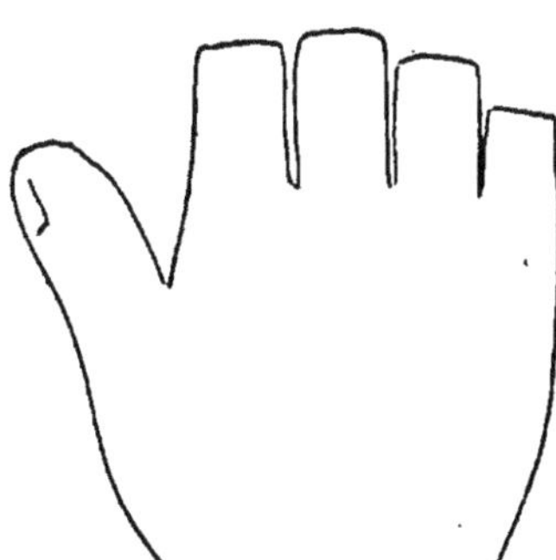

Fig. 79. — Machiniste-charpentier, 32 ans. Perte partielle des quatre derniers doigts droits. Indemnité, 2500 fr. Salaire ant., 6 fr.; post., 6.

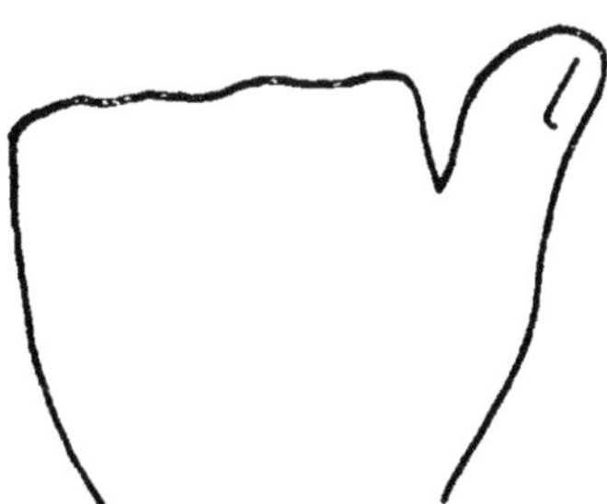

Fig. 80. — Machiniste-charpentier, 35 ans. Perte des quatre derniers doigts gauches. Indemnité, 500 fr. Salaire ant., 4 fr. 20; post., 3 fr. 80.

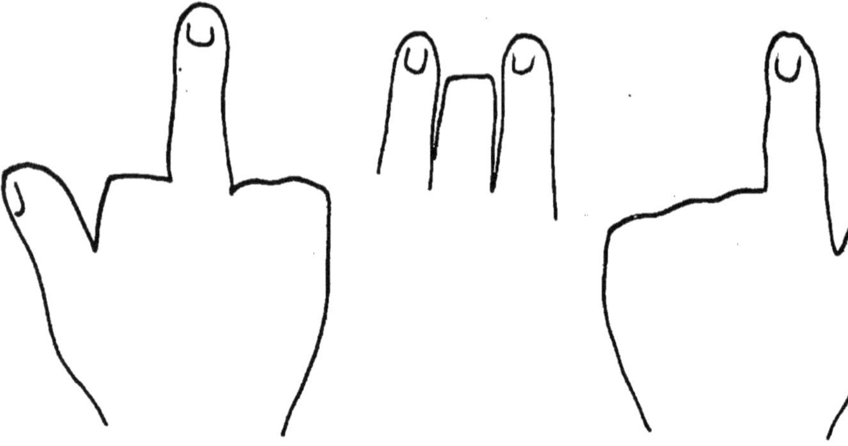

Fig. 81. — Parqueteur. Perte annulaire, index, auriculaire droits et troisième phalange annulaire gauche. Non assuré. Salaire ant., 3 fr. ; post., 5 fr. 20.

Fig. 82. — Mécanicien, 1 Perte de tous les doigts de la gauche sauf le pouce et l' Retrouvé à l'âge de 31 an laire actuel, 6 fr. 95. Le déclare que cet ouvrier est lement adroit.

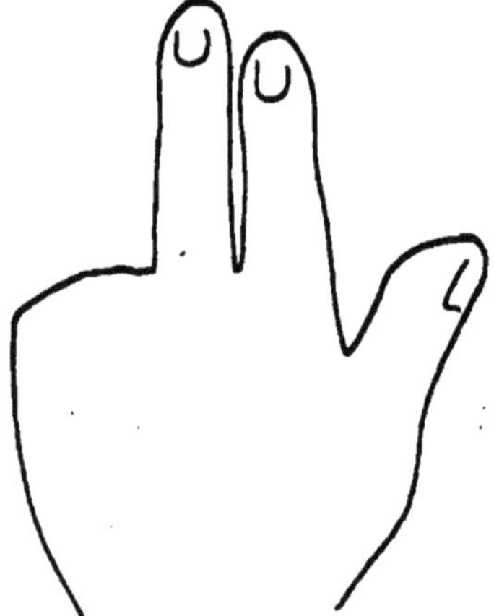

Fig. 83. — Charretier, 17 ans. Perte des quatrième et cinquième doigts gauches. Salaire ant., 30 fr. par mois plus pension et logement. Salaire post., 4 fr. Retrouvé après 24 ans.

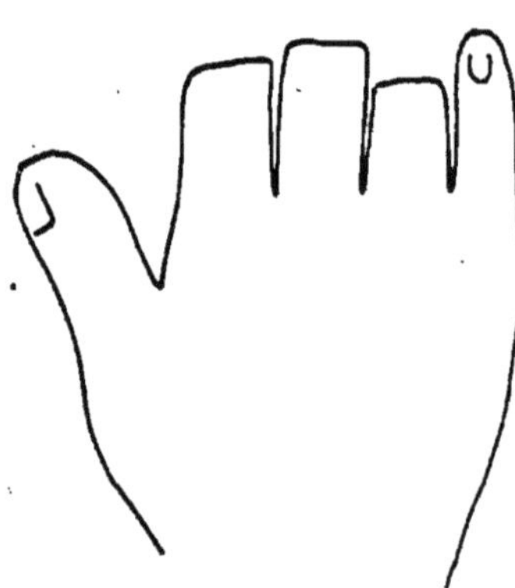

Fig. 84. — Machiniste, 45 ans. Perte de la troisième phalange de l'index, du médius et de l'annuaire droits. Indemnité, 1750 fr. Salaire ant., 6 fr. 50 ; post., 6 fr. 50. Retrouvé après 4 ans. Règlement à l'amiable.

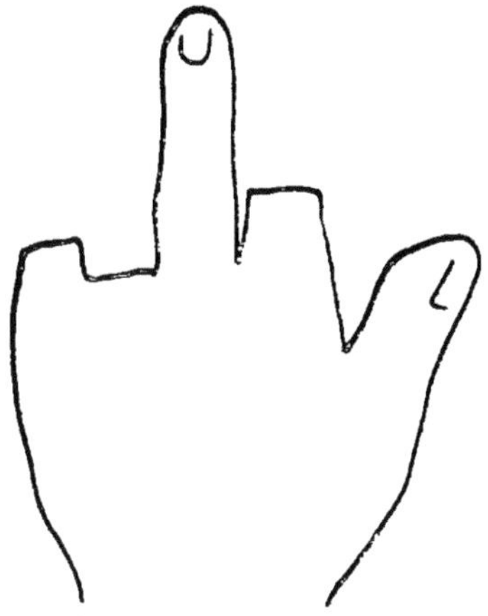

Fig. 85. — Contre-maître charpentier. Perte de deux phalanges de l'index et de l'auriculaire, et perte totale de l'annuaire gauches. Indemnité. 2000 fr. Salaire post., 9 fr.

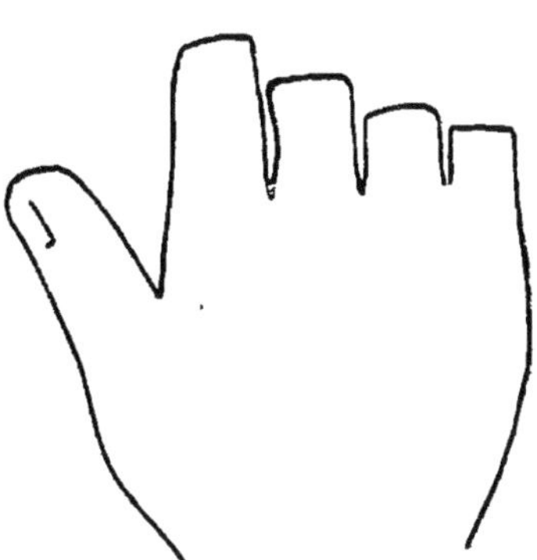

Fig. 86. — Vigneron, 24 ans. Perte de la troisième phal. de l'index et des deux dernières phal. des trois derniers doigts droits. Indemnité, 400 fr. Salaire ant., 2 fr. 50 et nourri ; post., 3 fr. et nourri. Retrouvé après 8 ans. Règlement à l'amiable.

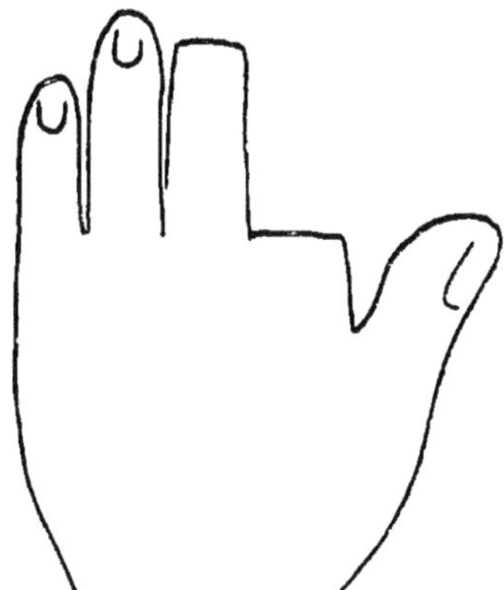

Fig. 87. — Estampeur, 42 ans. Perte de l'index et troisième phal. médius gauche. Indemnité. 1100 fr. Salaire ant., 5 fr. ; post., 5 fr. 10. Retrouvé après 6 ans. Règlement à l'amiable.

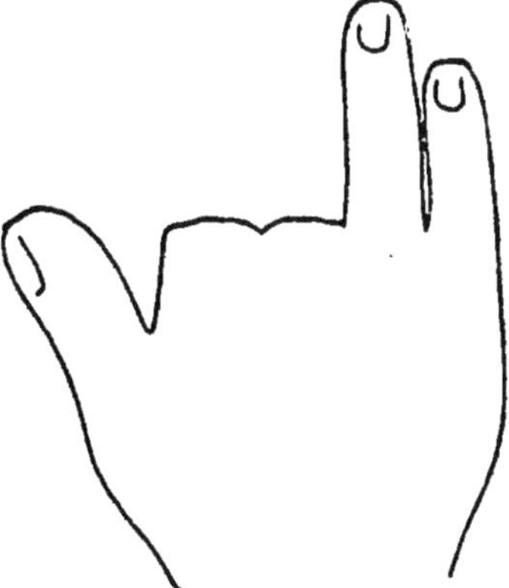

Fig. 88. — Scieur, 43 ans. Perte de l'index et du médius droits. Indemnité ? Salaire ant., 2 fr. 50 ; post., 3 fr. 50. Retrouvé après 7 ans.

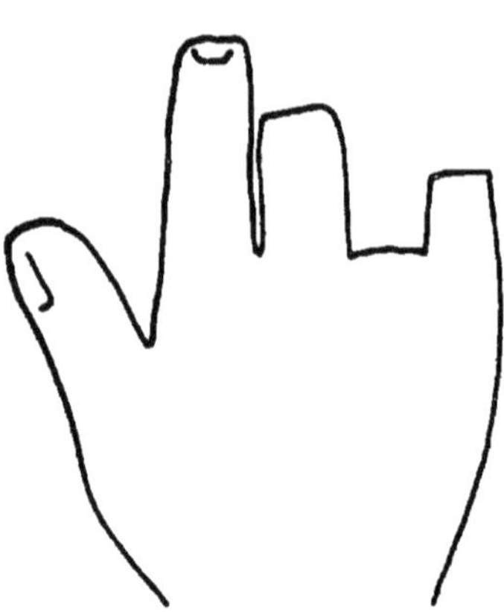

Fig. 89. — Scieur, 42 ans. Perte totale de l'annulaire, de la moitié des troisième et cinquième doigts et $^1/_2$ de la troisième phal. de l'index droits. Indemnité, 2000 fr. Salaire ant., 4 fr. 50 ; post., 4 fr. 50. Retrouvé après 7 ans. Règlement à l'amiable.

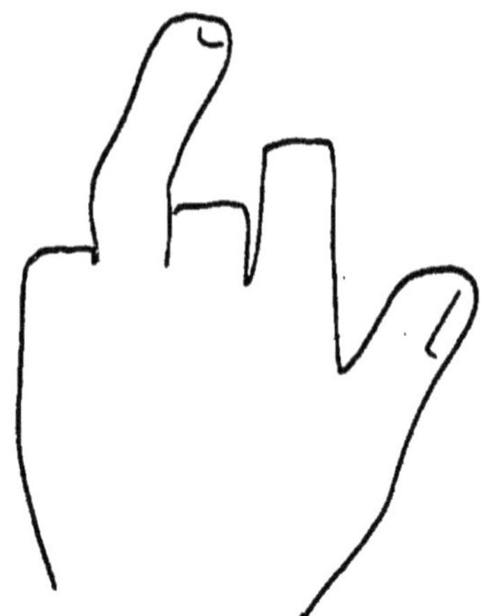

Fig. 90. — Charretier, 32 ans. Perte de la moitié de l'index gauche, des $^3/_4$ du médius et $^1/_4$ de l'annulaire. Indemnité ? Salaire ant., 6 fr. ; post., 6 fr. 50. Retrouvé après 7 ans. Règlement à l'amiable.

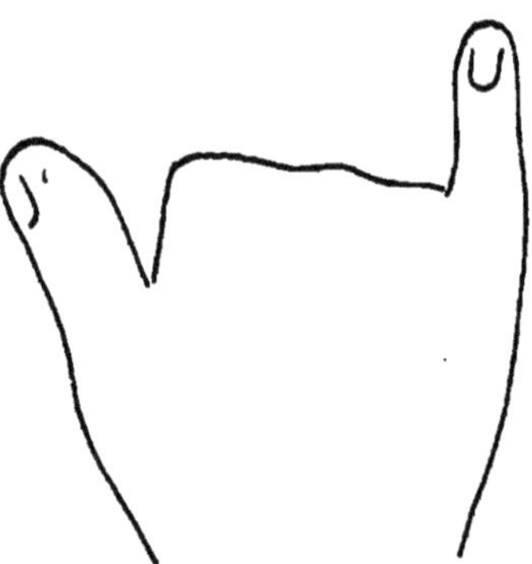

Fig. 91. — Menuisier, 44 ans. Perte de l'index, médius et annulaire droits. Indemnité ? Salaire ant., 6 fr. 50 ; post., 6 fr. 50. Retrouvé après un an. Règlement à l'amiable.

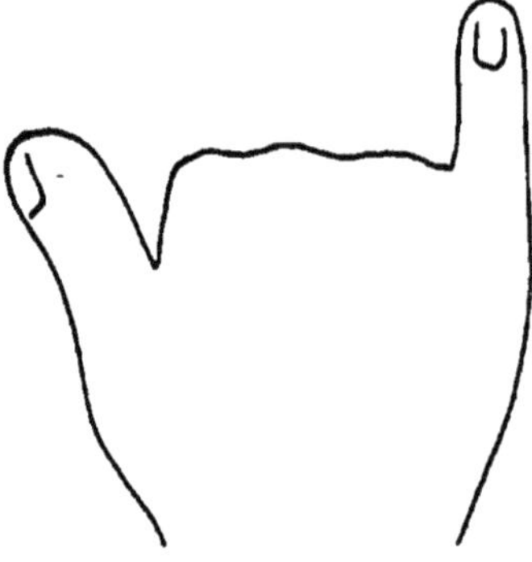

Fig. 92. — Forgeron, 31 ans. Perte de l'index, médius et annulaire droits. Indemnité, 3000 fr. Salaire ant., 4 fr. 80 ; post., 4 fr. 80. Retrouvé après 13 ans. Procès.

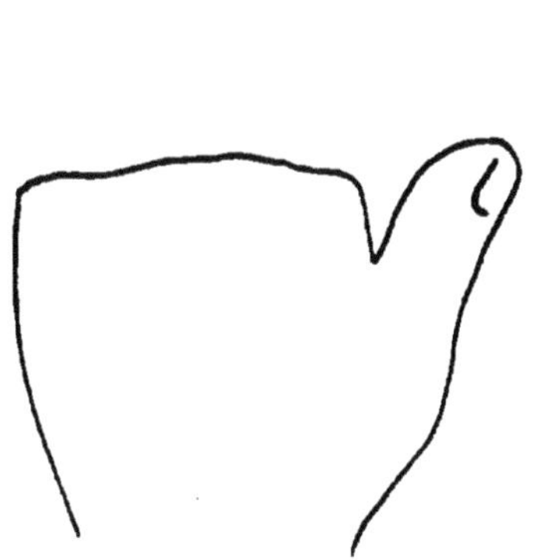

Fig. 93. — Menuisier, 30 ans. Perte des quatre derniers doigts gauches. Indemnité ? Salaire ant., 5 fr.; post., 5 fr. 50. Retrouvé après 4 ans. Règlement à l'amiable.

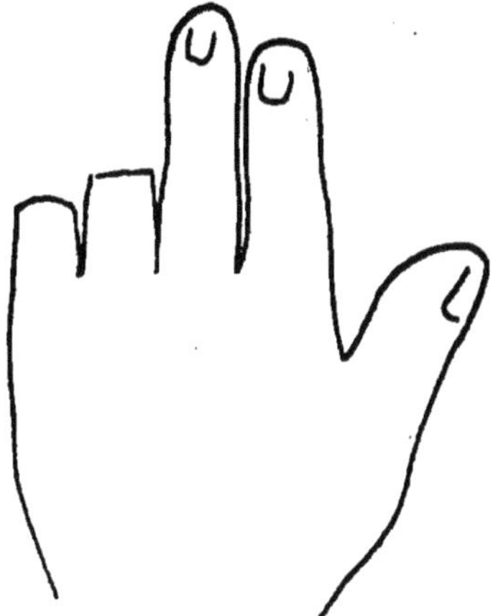

Fig. 94. — Menuisier, 42 ans. Perte de la moitié des quatrième et cinquième doigts gauches. Indemnité, 950 fr. Salaire ant., 5 fr. 40; post., 5 fr. 40. Retrouvé après 1 an. Règlement à l'amiable.

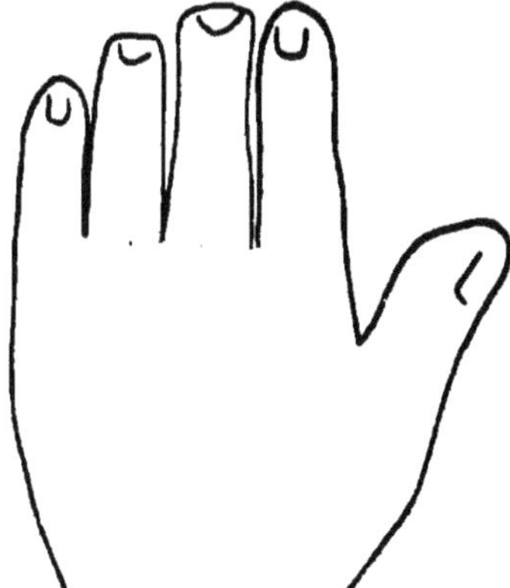

Fig. 95. — Machiniste, 29 ans. Perte moitié des phal. terminales des médius et annulaire gauches. Indemnité, 250 fr. Salaire ant., 6 fr. 50; post., 8 fr. 50. Retrouvé après 6 ans. Règlement à l'amiable.

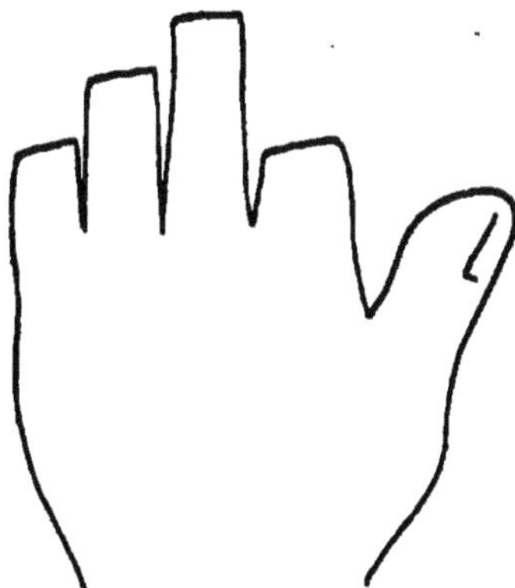

Fig. 96. — Machiniste, 31 ans. Perte de deux phal. de l'index. Une phal. des trois autres doigts à gauche. Indemnité, 2200 fr. Salaire ant., 3 fr. 80; post., 4 fr. Retrouvé après 3 ans.

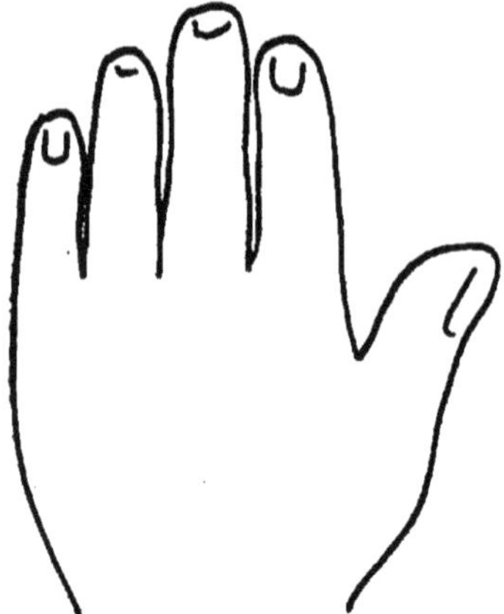

FIG. 97. — Machiniste, 31 ans. Perte de la partie terminale des phal. du médius et annulaire gauches. Indemnité, 750 fr. Salaire ant., 5 fr. 80 ; post., 7 fr. Retrouvé après 4 ans. Règlement à l'amiable.

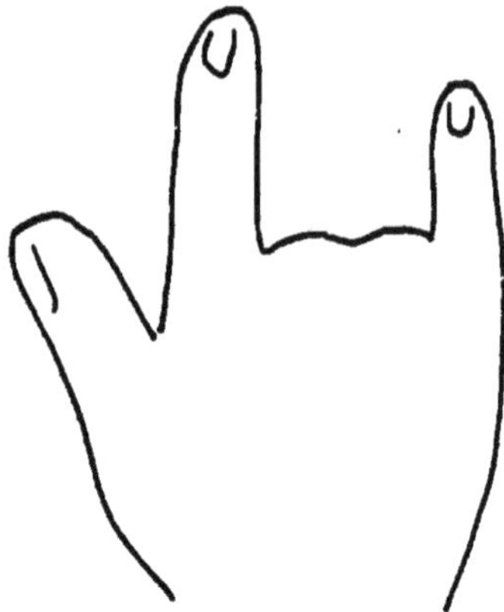

FIG. 98. — Scieur, 22 ans. Perte du médius et de l'annulaire droits. Indemnité, 2500 fr. Salaire ant., 2 fr. 70 ; post., 3 fr. 40. Retrouvé après 4 ans. Règlement à l'amiable.

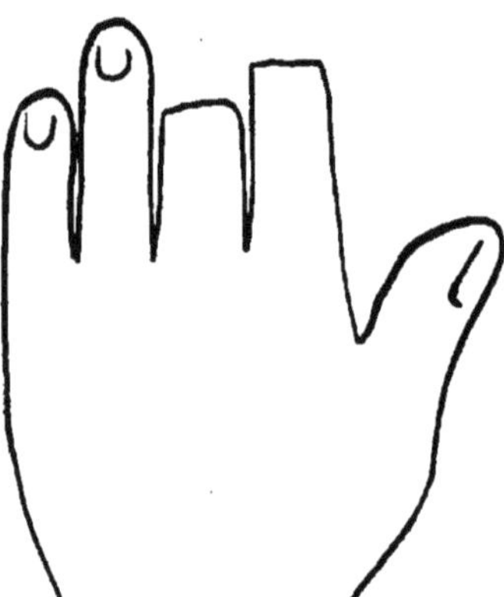

FIG. 99. — Ferblantier, 38 ans. Perte $^1/_2$ médius, et $^1/_3$ index gauches. Indemnité, 400 fr. Salaire ant., 5 fr. 75 ; post., 5 fr. Retrouvé après 5 ans.

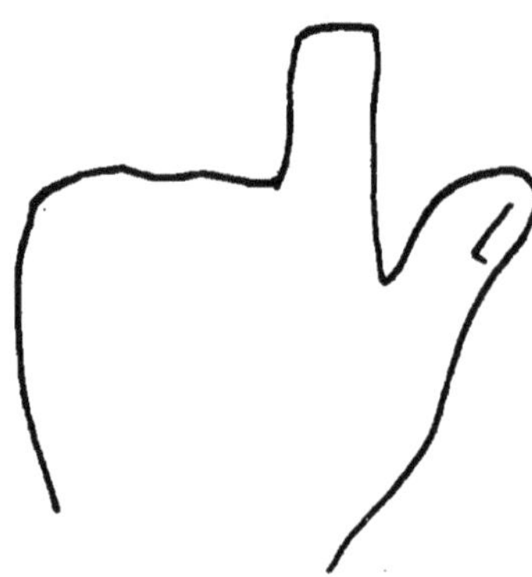

FIG. 100. — Machiniste, 42 ans. Perte totale des troisième, quatrième et cinquième doigts et troisième phal. index gauches. Indemnité, 2000 fr. Salaire ant., 4 fr. ; post., 5 fr. 50. Retrouvé après 10 ans.

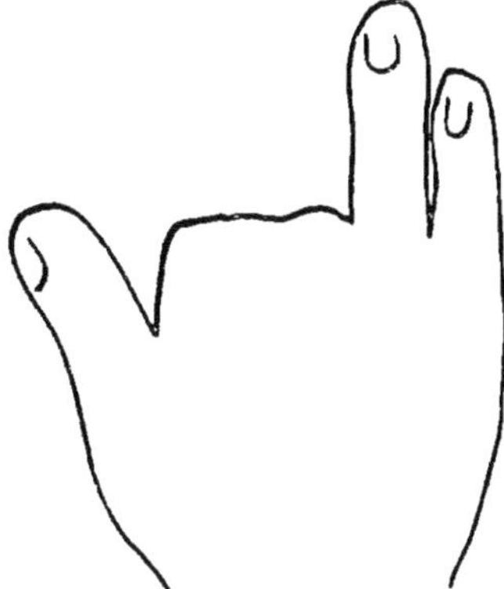

Fig. 101. — Cylindreur, 26 ans. Perte de l'index et médius droits. Indemnité, 2700 fr. Salaire ant., 3 fr. 50 ; post., 3 fr. 85. Retrouvé après 6 ans. Procès.

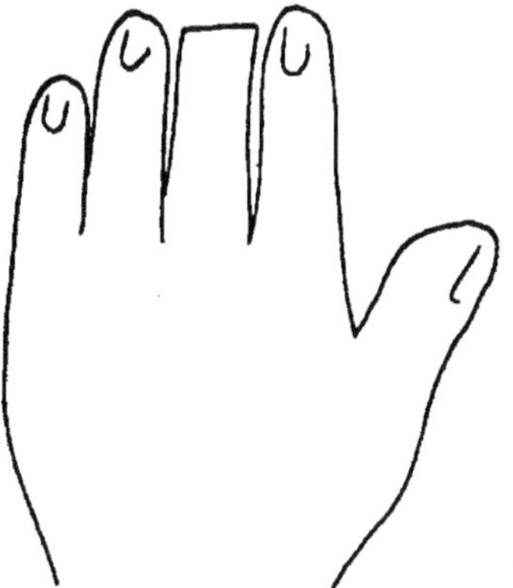

Fig. 102. — Machiniste, 26 ans. Perte partielle troisième phal. médius gauche. Ankylose auriculaire droit (deux accidents). Indemnité? Salaire ant., 6 fr. 20 ; post., 7 fr. 50. Retrouvé après 5 ans. Amiable puis procès.

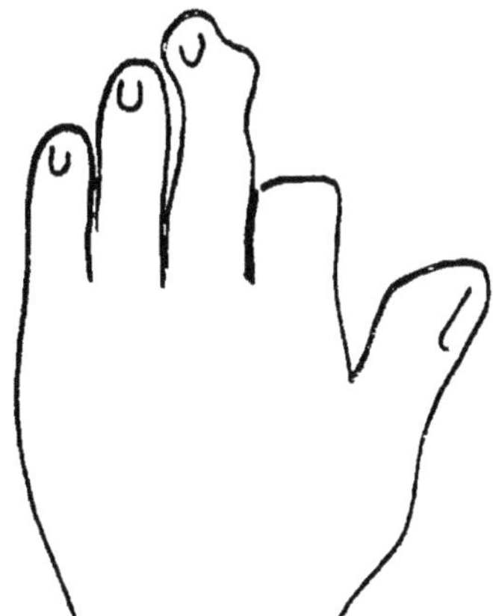

Fig. 103. — Machiniste, 46 ans. Perte moitié index gauche, déformation médius gauche, non assuré. Salaire actuel, 6 fr. Retrouvé après 38 ans.

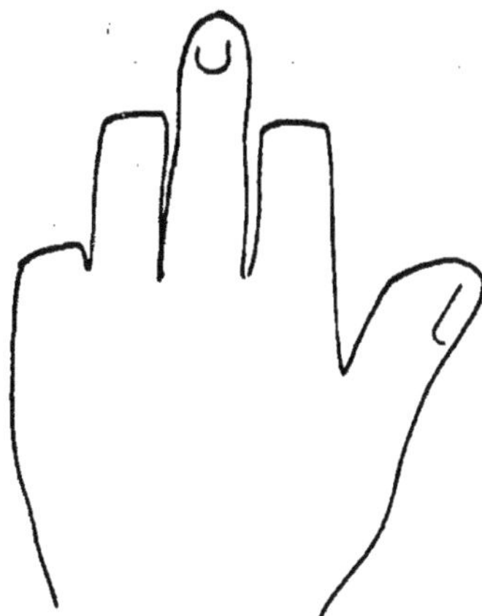

Fig. 104. — Machiniste. Perte de plusieurs fragments de doigts à gauche. Indemnité, 2700 fr. Salaire ant., 5 fr. 50 ; post., 5 fr. 50.

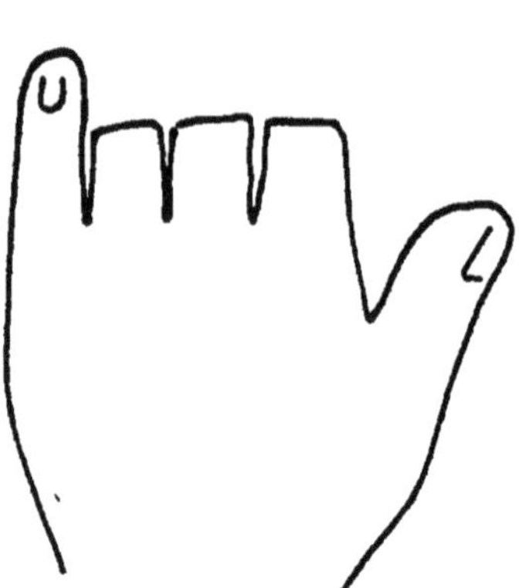

Fig. 105. — Machiniste, 41 ans. Perte de deux phal. de l'index, médius et annulaire gauches. Indemnité, 2900 fr. Salaire ant., 5 fr. post., 7 fr. Retrouvé après 9 ans. Règlement à l'amiable.

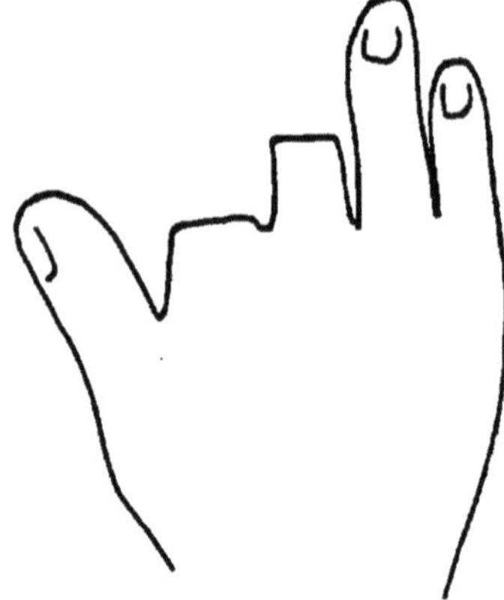

Fig. 106. — Machiniste, 29 ans. Perte de l'index droit et de deux phal. du médius droit. Indemnité de chômage. Salaire ant., 4 fr. 50; post., 7 fr. Retrouvé après 18 ans.

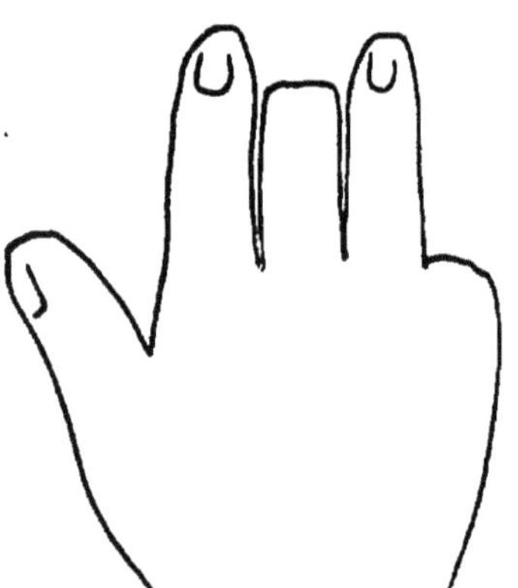

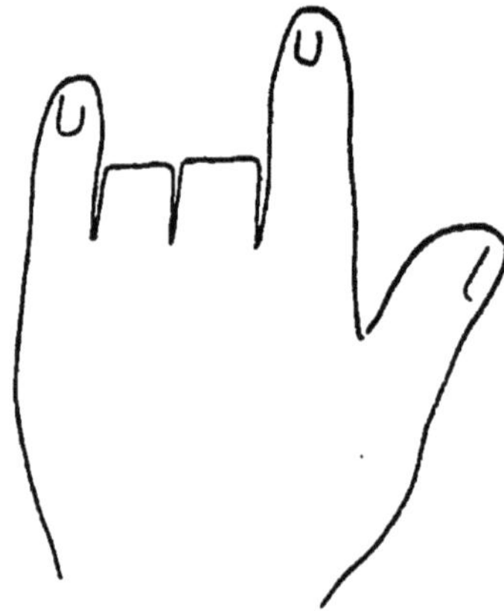

Fig. 107-108. — Machiniste, 20 ans. Perte totale de l'auriculaire droit, troisième phal. du médius droit. Perte des première et deuxième phal. du médius et annulaire gauches. Indemnité? Salaire ant., 7 fr. 50; post., 210 fr. Retrouvé après 17 ans. Procès.

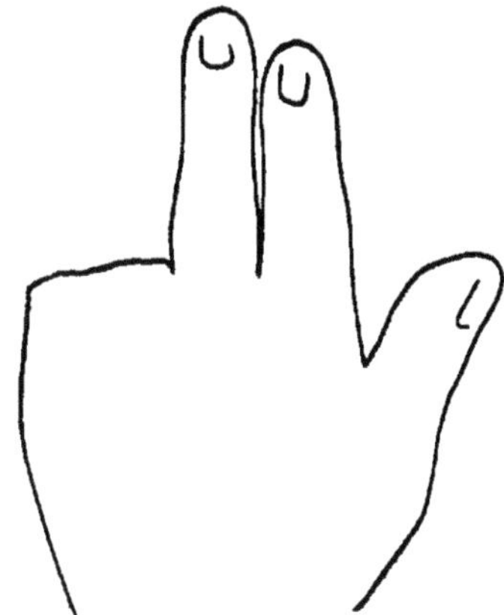

Fig. 109. — Menuisier, 49 ans. Perte des deux derniers doigts gauches. Indemnité, 1700 fr. Salaire ant., 0.63 ; post.. 0.63 de l'heure. Retrouvé après 9 ans. Règlement à l'amiable.

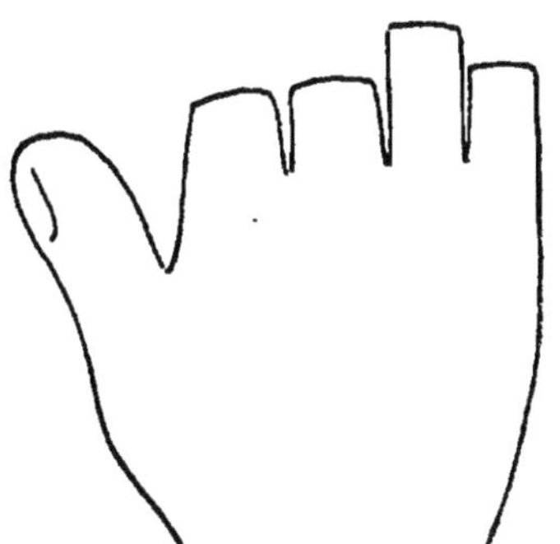

Fig. 110. — Machiniste, 45 ans. Perte partielle des quatre derniers doigts droits. Indemnité, 2500 fr. Salaire ant., 0.50 ; post., 0.70 de l'heure.

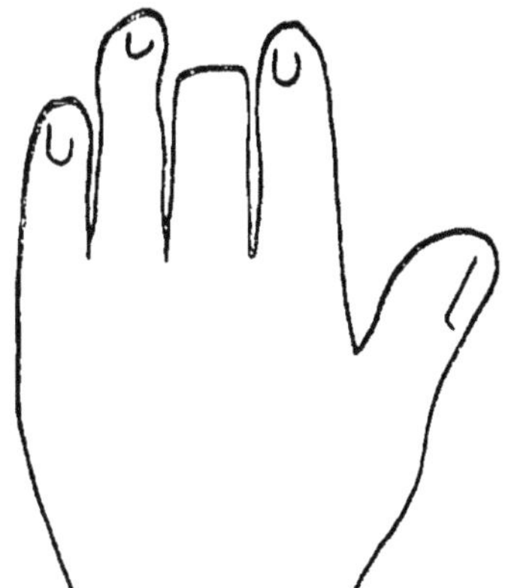

Fig. 111. — Machiniste, 30 ans. Perte de la phalangette du médius gauche, déformation de l'annulaire. Indemnité ? Salaire ant., 5 fr. ; post., 7 fr. Retrouvé après 6 ans. Règlement à l'amiable.

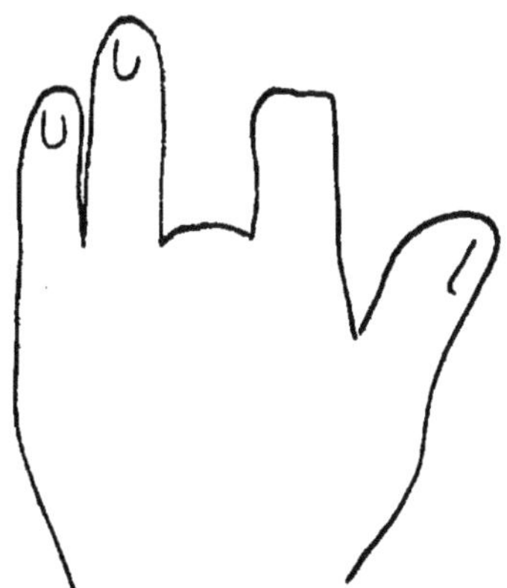

Fig. 112. — Menuisier, 30 ans. Perte du médius et de la phalangette de l'index gauches. Indemnité, 1800 fr. Salaire ant., 4 fr. 30 ; post., 4 fr. 30. Retrouvé après 2 ans. Règlement à l'amiable.

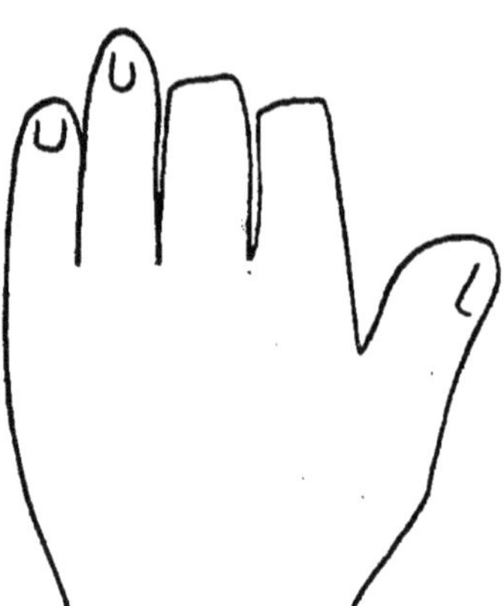

Fig. 113. — Machiniste, 29 ans. Perte partielle de l'index et du médius gauches. Indemnité, 1100 fr. Salaire ant., 0.90 ; post., 0.95 de l'heure. Retrouvé après 6 ans. Règlement à l'amiable.

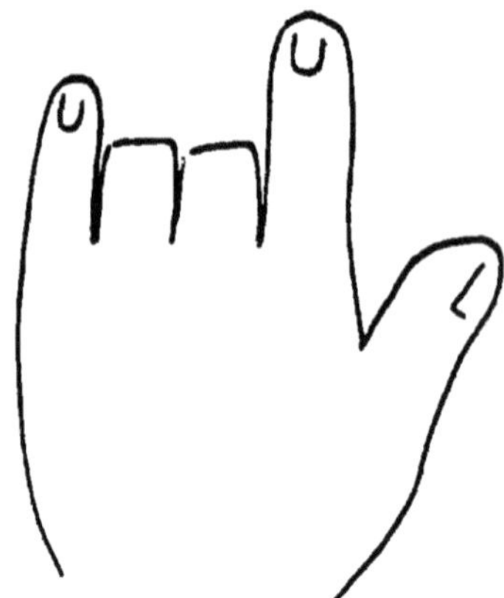

Fig. 114. — Machiniste, 32 ans. Perte des deux dernières phal. de l'annulaire et du médius gauches. Indemnité, 1400 fr. Salaire ant., 6 fr. 40 : post., 6 fr. 60. Retrouvé après 1 an et 9 mois. Règlement à l'amiable.

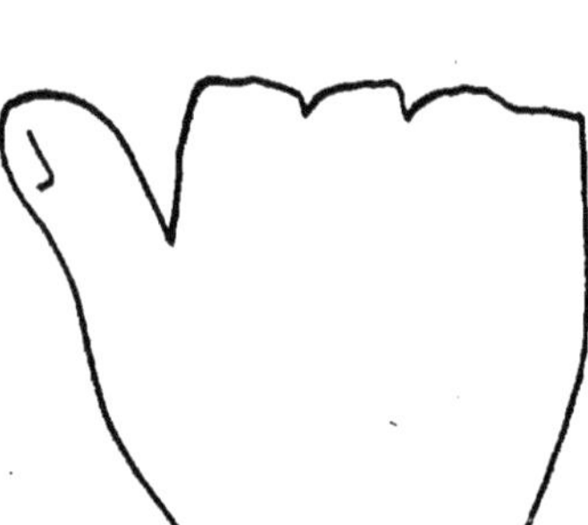

Fig. 115. — Machiniste, 23 ans. Quatre doigts coupés à la main droite, Indemnité, 5000 fr. Salaire ant., 4 fr. 35 ; post., 5 fr. 80. Retrouvé après 4 ans. Règlement à l'amiable.

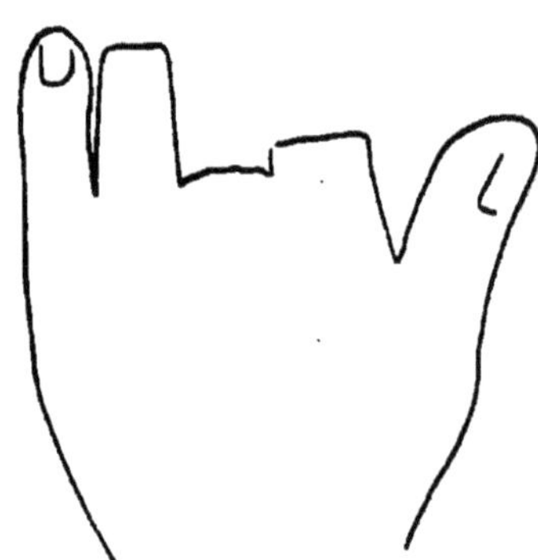

Fig. 116. — Menuisier, 43 ans. Perte de l'index, du médius et de la moitié de l'annulaire gauches. Indemnité, 4500 fr. Salaire ant., 6 fr. ; post , 7 fr. Retrouvé après 12 ans. Règlement à l'amiable.

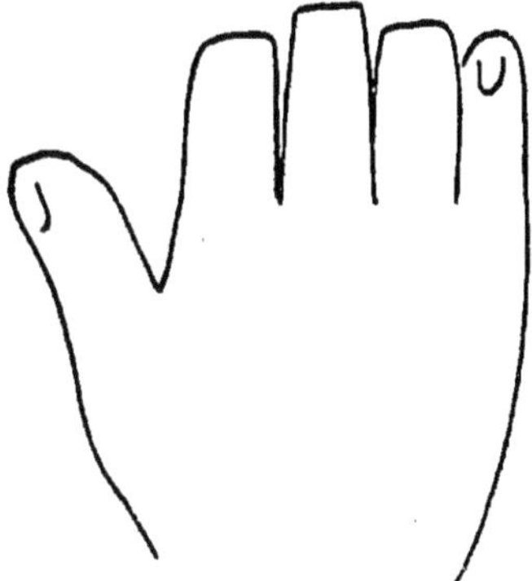

Fig. 117. — Machiniste, 53 ans. Perte de la phalangette de l'index, du médius et de l'annulaire droits. Indemnité, 1750 fr. Salaire ant., 6 fr. 50 ; post., 7 fr. 50. Retrouvé après 6 ans. Règlement à l'amiable.

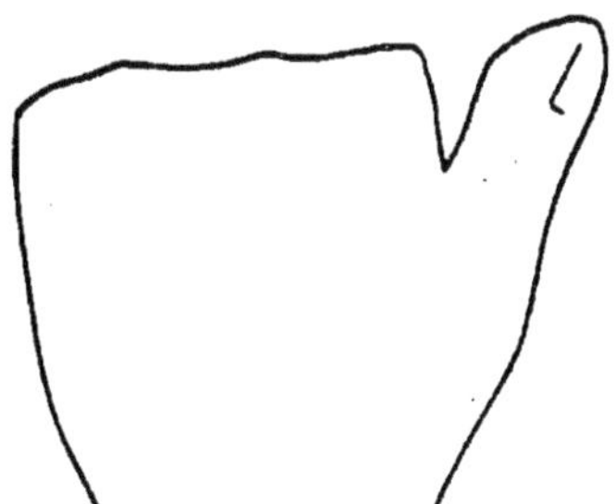

Fig. 118. — Menuisier, 35 ans. Perte des quatre doigts de la main gauche. Indemnité, 4500 fr. Salaire ant., 5 fr. ; post., 5 fr. à 5 fr. 50. Le patron se déclare satisfait de cet ouvrier. Retrouvé après 5 ans. Règlement à l'amiable.

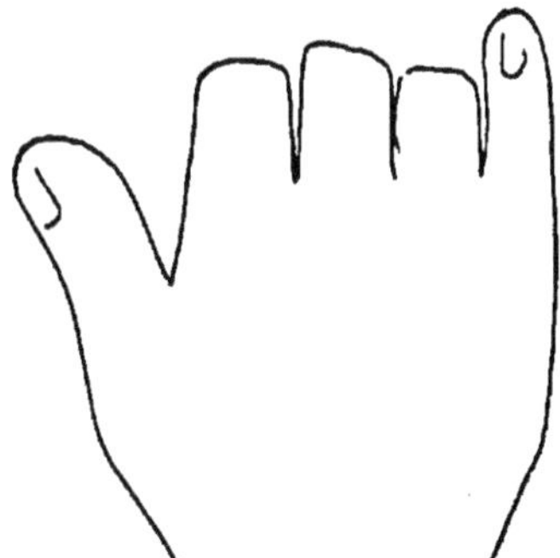

Fig. 119. — Vérificateur, 57 ans. Perte partielle des index, médius et annulaire droits. Indemnité ? Salaire ant., 4 fr. ; post., 4 fr. 20. Retrouvé après 8 ans. Règlement à l'amiable.

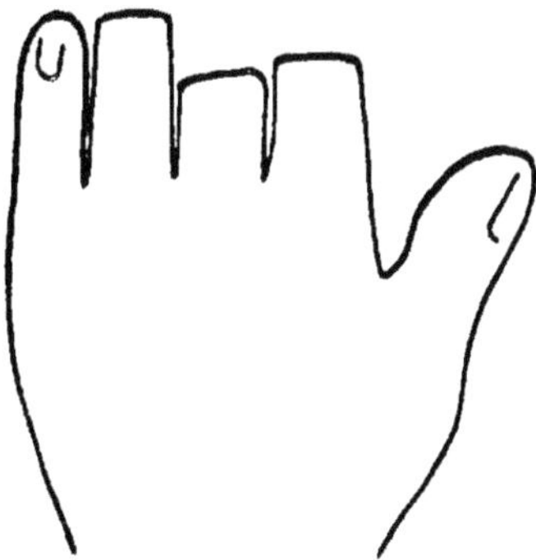

Fig. 120. — Machiniste, 49 ans. Perte partielle des index, médius et annulaire gauches. Indemnité, 2900 fr. Salaire ant., 0.50 ; post., 0.67 de l'heure. Retrouvé après 10 ans. Règlement à l'amiable.

Ankyloses

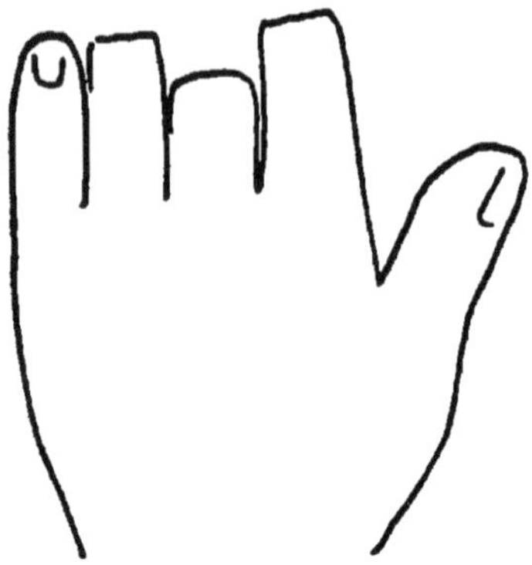

Fig. 121. — Machiniste, 52 ans. Perte partielle de l'index, du médius et de l'annulaire gauches. Indemnité, 2900 fr. Salaire ant., 5 fr. ; post., 6 fr. 50. Retrouvé après 11 ans. Règlement à l'amiable.

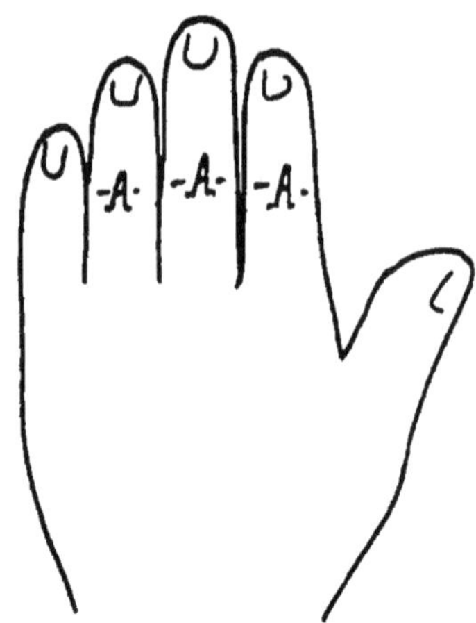

Fig. 122. — Machiniste, 40 ans. Ankylose de trois doigts de la main gauche. Indemnité, 3000 fr. Salaire ant., 7 fr. 80 ; post., 7 fr. 80. Retrouvé après 10 mois. Règlement à l'amiable.

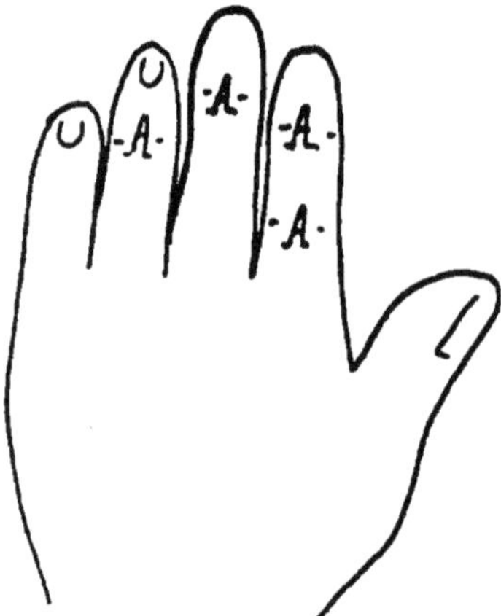

Fig. 123. — Toupilleur, 35 ans. Ankylose des deux articulations de l'index avec déformation du doigt. Ankylose partielle avec déformation des doigts, des articul. terminales du médius et de l'annulaire à gauche. Indemnité, 1000 fr. Salaire ant., 8 fr. 80 ; post., 9 fr. Retrouvé après 11 mois. Procès.

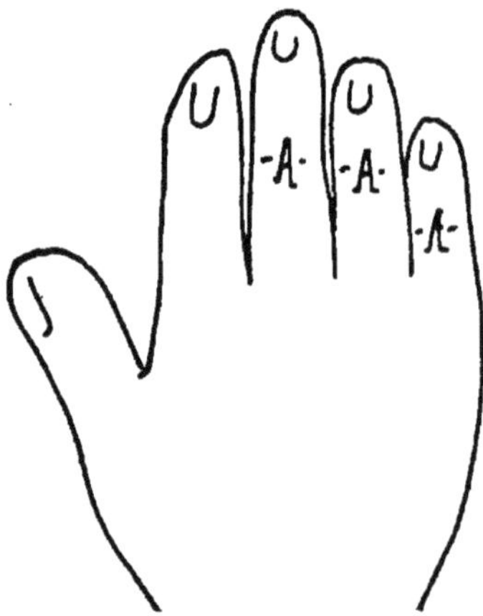

Fig. 124. — Contremaître-mécanicien, 51 ans. Raideur partielle des médius, auriculaire et annulaire droits. Indemnité, 800 fr. Salaire ant., 6 fr. ; post., 6 fr. Retrouvé après 10 mois. Règlement à l'amiable.

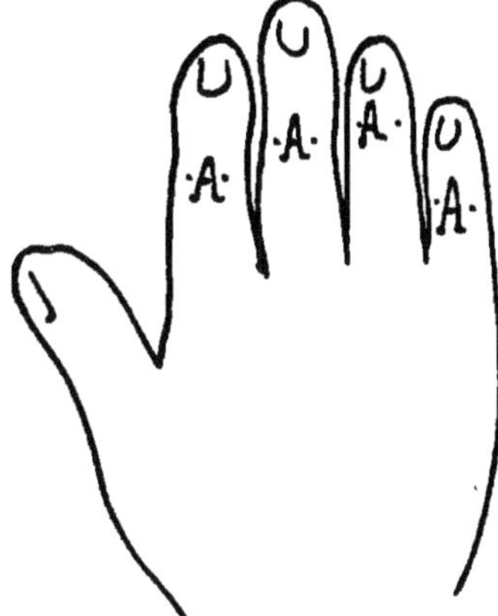

Fig. 125. — Manœuvre, 39 ans. Ankylose des doigts de la main droite. Indemnité, 40 fr. Salaire ant., 3 fr. 50 ; post., 3 fr. 41. Retrouvé après 17 ans. Règlement à l'amiable. La diminution de salaire ne provient pas de l'accident.

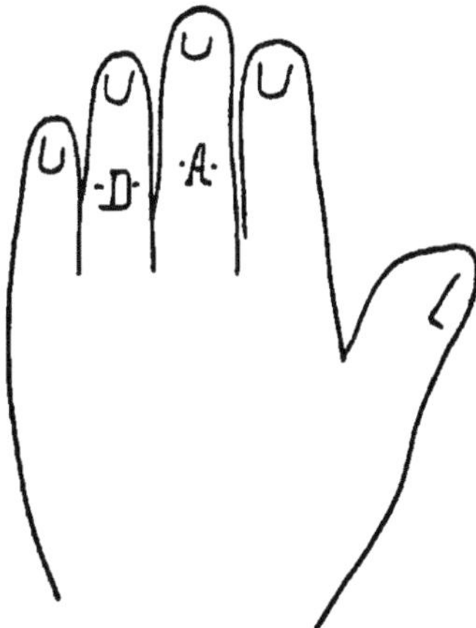

Fig. 126. — Manœuvre, 50 ans. Ankylose en flexion du médius et déformation de l'annulaire à gauche. Indemnité, non assuré. Salaire actuel, 6 fr. Retrouvé après 30 ans.

I. Machinistes, Menuisiers, Charpentiers

Les ouvriers travaillant le bois peuvent se classer en plusieurs catégories, au point de vue de l'importance des mutilations sur les fonctions ouvrières.

Nous distinguerons :

A. *Les machinistes,* proprement dits.

B. *Les menuisiers,* dont la fonction consiste essentiellement à travailler à l'établi.

C. *Les charpentiers,* habitués à manipuler de grosses pièces de bois et occupés plus spécialement à la charpente de construction.

A. Machinistes

Les machinistes eux-mêmes se divisent en catégories distinctes dont nous devons tenir compte dans notre appréciation.

Dans la règle, un ouvrier jeune et qui débute commencera par être employé à certaines machines (scie circulaire, raboteuse, etc.) qui n'exigent pas une aptitude spéciale et un entraînement soutenu, puis passera, à mesure qu'il deviendra plus habile, à des machines dont l'emploi demande plus d'initiative et d'adresse. Dans la suite, il se spécialisera et restera souvent pendant dix ou vingt ans à la même machine, qui représente, dans la hiérarchie des salaires, une situation supérieure. Sans doute, un ouvrier employé dans une fabrique de meubles, de voitures, etc., doit pouvoir être apte à remplir plusieurs fonctions et sera placé par son patron, tantôt à l'une des machines tantôt à l'autre.

Mais les ouvriers qui ont acquis dans une spécialité une adresse particulière peuvent s'y cantonner sans risquer de voir leur salaire diminuer.

1. *La toupie.* — C'est un instrument dont l'axe principal est vertical et qui sert à creuser dans le bois des rainures, moulures, etc. L'ouvrier qui y est occupé n'a qu'à pousser devant lui la pièce de bois en la maintenant bien à sa place. Il dirige celle-ci presque toujours dans la même direction horizontale. Il doit pouvoir empoigner des fragments de bois souvent volumineux ou, au contraire, de dimensions restreintes. L'effort qu'il développe demandera donc surtout une paume de main solide, des doigts ou des fragments de doigts pour fixer le bois, une force musculaire des bras suffisante. Si une main est intacte, l'autre pourra être atteinte d'une mutilation souvent très prononcée, sans entraver la fonction. La station debout étant de rigueur pendant toute la durée du travail, les membres inférieurs devront être en état de la supporter. Par contre, il ne sera pas nécessaire qu'ils soient doués d'une souplesse normale. Les ankyloses des diverses articulations du membre inférieur sont donc compatibles avec la fonction de toupieur. Au besoin, une jambe de bois, si elle est bien tolérée, ne sera pas un obstacle considérable.

Voyons maintenant plus particulièrement ce qui concerne les *mains*.

La perte du pouce, soit à gauche, soit à droite, n'enlève rien à la fonction de la main. Au moyen des doigts qui restent, le toupieur pourra facilement pousser sa pièce de bois et la maintenir. La perte d'un seul des autres doigts passera bientôt complètement inaperçue.

Nous avons vu des toupieurs avoir tous les doigts d'une main enlevés, ne posséder qu'un rudiment de pouce, et accomplir leur travail sans infériorité par rapport à leurs camarades non mutilés.

Doivent donc être conservés, les mouvements suivants :

1° Préhension à pleine main, de l'une des mains seulement éventuellement; 2° souplesse du poignet; 3° propulsion par la paume ou le talon de la main.

Ajoutons-y que la sensibilité doit être conservée en tous cas pour la main qui se présente la première devant l'axe de la toupie, soit la main gauche pour les droitiers et l'inverse pour les gauchers.

La perte de plusieurs doigts ou de fragments de doigts sera infiniment moins préjudiciable à l'ouvrier que l'ankylose vicieuse. Un doigt rectiligne sera exposé à être repris par la machine et pourra entraîner la perte de toute la main. L'ankylose à angle droit pourra être tolérée sans inconvénient.

Rappelons que la profession de toupieur est très recherchée. Un bon toupieur est en général bien payé : 7, 8, 9 fr. par jour; cela provient de ce que ce genre d'ouvriers est plus rare, de ce que la fonction exige une certaine initiative et de l'attention, tout en étant plus dangereuse. Le patron d'une grande fabrique me disait qu'un bon toupieur est sûr de ne jamais manquer de travail, même s'il est mutilé. Les toupieurs, en général, ne changent pas de profession, ils sont des « spécialistes ».

2. *La scie à ruban.* — C'est une petite scie étroite qui, passant sur des roues mobiles, tourne avec rapidité et passe sans arrêt devant les mains de l'ouvrier,

qui lui présente des fragments de bois à chantourner. Ici, la pièce de bois n'est pas maintenue par un dispositif spécial. Elle est entièrement livrée à la main de l'ouvrier. Celui-ci ne doit donc pas se borner à la pousser devant lui, il doit lui imprimer des mouvements variés. La faculté de préhension, la pince bi, tri, quintidigitale sera plus nécessaire que chez le toupieur. L'ouvrier chargé de la scie à ruban est également considéré comme spécialiste. La perte d'un ou plusieurs doigts est également compatible avec cette profession. Le pouce peut manquer en partie ou en totalité sans grand inconvénient. Ici encore, la souplesse des articulations, surtout celle du poignet, est très utile; cependant, un poignet raide pourra encore être utilisé.

Dans une des observations précédentes, on pourra voir qu'un ouvrier qui a perdu le pouce, l'index et le médius de la main gauche, cherche à reprendre du travail comme machiniste et se déclare prêt à l'exécuter convenablement.

3. *La raboteuse et la dégauchisseuse* sont en général confiées à des ouvriers moins spécialisés. Comme pour la toupie, le principal mouvement consiste à pousser la pièce de bois sur un plan horizontal en la maintenant. Cette fonction est également compatible avec la perte de plusieurs doigts, même celle du pouce.

Les planches ci-contre prouvent surabondamment qu'avec des mutilations parfois considérables, les sinistrés gagnent après l'accident un salaire égal ou supérieur à celui qu'ils avaient précédemment. Pour ces deux derniers appareils, un manœuvre peut suffire. Ces ouvriers sont moins bien payés, parce que leur fonction est moins dangereuse. Au reste, depuis qu'on a substitué, dans la dégauchisseuse, un arbre rond à l'arbre carré d'autrefois, les accidents sont beaucoup moins graves.

4. *La scie circulaire* est assez meurtrière, mais son emploi peut être confié à des ouvriers non spécialisés. Mêmes aptitudes que pour les machines précédentes.

B. Menuisiers

La caractéristique du menuisier est de travailler *à l'établi*. C'est dire qu'il est obligé de se servir d'instruments divers, tels que marteau, scie, rabot, etc.

On conçoit que, dans ces conditions, les aptitudes requises de la main soient plus nombreuses que pour les machinistes.

Mais ici encore, on est stupéfait de voir avec quelle facilité un ouvrier mutilé, et gravement mutilé, tire parti de ce qui lui reste de main. Nous avons vu des ouvriers ne plus posséder que l'auriculaire et l'annulaire gauches et planter des clous très facilement en les tenant entre ces deux doigts. Dans cette profession, où la pince digitale joue un si grand rôle, la perte de l'index, ou du médius, ou de l'annulaire et de l'auriculaire, n'entrave en rien la fonction du membre, à condition que l'extrémité du moignon puisse supporter, au bout d'un an environ, les chocs divers que comportent cette profession.

Reste le pouce. Lorsqu'il manque à la main non prépondérante, son absence peut être compensée. Lorsqu'il fait défaut à la main prépondérante, la préhension des outils par le manche, leur maintien solide et leur emploi énergique seront entravés ou impossibles.

Il est bien évident que pour pouvoir bien manier sa main et l'outil qu'elle tient, il faut avoir le libre usage du reste du membre. La liberté des articulations du poignet, du coude et de l'épaule sera très utile, mais non indispensable.

En voici un exemple : un jeune menuisier est victime d'une suppuration du genou qui nécessite l'amputation de la cuisse droite. Au cours de la maladie, il se produit une infection générale qui finit par se localiser à l'épaule gauche et entraîne l'ankylose presque complète de cette articulation. L'élévation du bras est impossible. L'écartement du membre ne dépasse pas 25 cm.

De santé générale chétive, non assuré, mais décidé à se tirer d'affaire, cet ouvrier, aujourd'hui marié et père de famille, porteur d'une jambe artificielle lourde, accomplit tous les travaux de petite menuiserie. Il est même capable de tirer un char pesant 100 kg.

Ceci démontre que l'intégrité des articulations du coude ou de l'épaule n'est pas absolument indispensable à l'exercice de la profession de menuisier.

La perte de deux doigts et parfois même de trois n'entraîne pas toujours une diminution de salaire chez la victime. A plus forte raison, la perte de fragments de doigts ne devra pas être considérée comme entraînant une diminution de la capacité de travail, mais comme constituant simplement une mutilation, à indemniser de façon variable, suivant les législations.

L'intégrité des membres inférieurs complète n'est pas non plus de rigueur dans l'accomplissement de la profession de menuisier. Il suffit que le sinistré puisse rester plusieurs heures de suite debout et se déplacer quelque peu sans trop de difficulté pour que son travail puisse s'accomplir de façon satisfaisante.

Et on est étonné de voir des individus ayant des ankyloses des genoux, des pieds, ou des raccourcissements notables des membres inférieurs, travailler à la satisfaction entière de leurs patrons.

Il est bien rare également de voir des ouvriers, porteurs d'ankyloses des doigts, ne pas s'accoutumer à leur lésion, à condition que la position du doigt ne soit pas rectiligne. Et même dans ce cas, on est surpris de voir ce qui peut être obtenu par l'habitude.

C. Charpentiers

Il est superflu de décrire ici les fonctions auxquelles sont soumis les charpentiers. Tout médecin, si ignorant soit-il des conditions de travail des ouvriers, saura se rendre compte des efforts qui sont exigés de cette catégorie de travailleurs. Ici, c'est la force qui prédomine. A une certaine adresse des doigts, doit se joindre la force musculaire nécessitée par le soulèvement de « plateaux » plus ou moins lourds, de poutres, etc. Quelques fragments de doigts en moins et le charpentier n'en sera pas moins capable de faire son travail. A côté du pouce, presque indispensable, c'est surtout l'intégrité des bras et des jambes qui sera requise et utile. Il ne faut pas oublier non plus que le charpentier travaille dans le bâtiment en construction, souvent à des hauteurs fort respectables, dans des situations d'équilibre parfois dangereuses, et que, par conséquent, la souplesse des membres inférieurs et du tronc, leur libre utilisation, acquiert une importance toute spéciale.

Observation I. — *Perte de la dernière phalange et de la moitié de la première phalange du pouce gauche.*

K... Louis, 51 ans, toupieur. Cet ouvrier travaille depuis vingt-cinq ans à la toupie, sans avoir jamais eu d'accident. Il y a quatre ans, le 14 janvier 1908, par

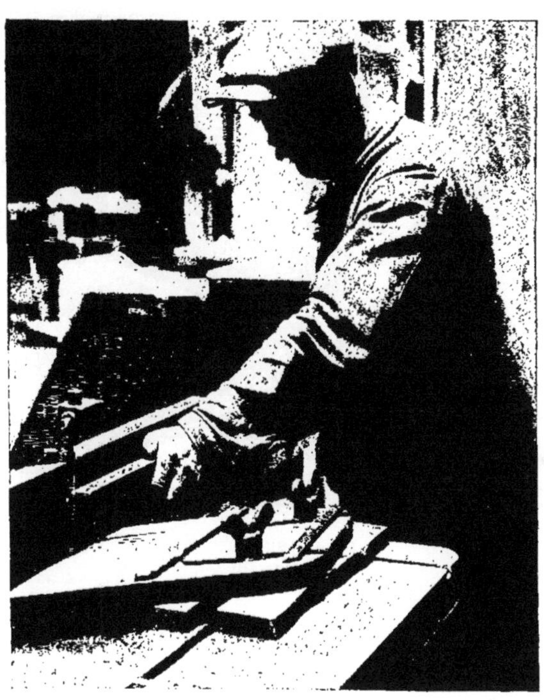

Fig. 127.

suite de la rupture d'un fragment de l'appareil, il a la dernière phalange et la moitié de la première, au pouce gauche, emportés. Six semaines après l'accident, il peut reprendre le travail. Il a touché 4350 fr. d'indemnité, y compris les journées de chômage.

Son salaire avant l'accident était de 70 cent. de l'heure. Tenant à lui, son patron lui donne immédiatement 80 cent.; mais, dit-il, après quelques jours d'hésitation, d'appréhension, dues à la sensibilité du moignon, cet ouvrier rendait le même travail. Six mois après

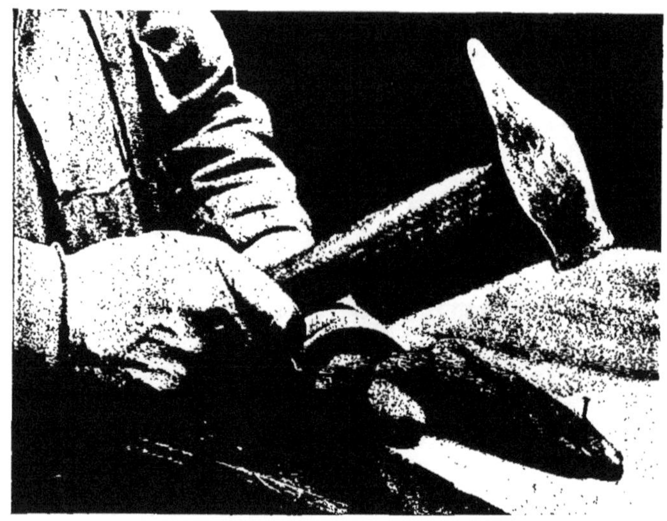

Fig. 128.

l'accident, il gagnait 87 cent. de l'heure, actuellement il gagne 94 cent. L'ouvrier raconte lui-même que pendant une année, il a été préoccupé de sa mutilation, ce qui exigeait de lui une attention particulière; en outre, la sensibilité du moignon était encore exagérée. Actuellement, il ne fait plus attention à sa mutilation, qui ne le gêne en rien dans son travail.

En résumé, durée d'accoutumance en se basant sur

le salaire : 6 semaines; au point de vue médical : 1 an au maximum.

Activité de la main gauche : Possibilité de saisir et maintenir une pièce de bois de n'importe quelle épaisseur. Tous les mouvements nécessités par sa fonction de toupieur sont possibles. Difficulté de boutonner son habit avec la main gauche et de planter un clou trop petit. Obligation de saisir les petits objets entre l'index et le médius. Gêne occasionnée par l'index (dans la prise d'un clou) pour le maniement du marteau. Moignon résistant et très utile malgré sa petitesse.

Obs. II. — *Perte de la phalangette de l'index, médius et annulaire gauches.*

M..., 53 ans, machiniste. Accident, il y a neuf ans, à la dégauchisseuse. La dernière phalange à l'index, au

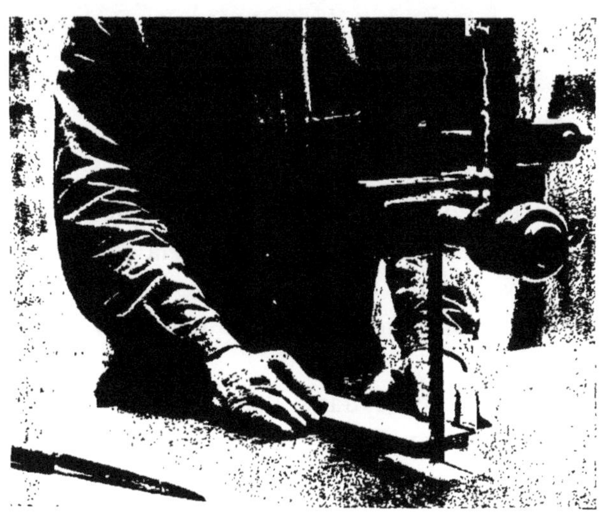

Fig 129.

médius et à l'annulaire gauches est enlevée. Indemnité : 1500 fr. Salaire antérieur : 65 cent., salaire postérieur : 75 cent, puis 84 cent. de l'heure. Cet ouvrier a repris le travail au bout de six mois, en grande partie parce qu'il a eu de la peine à toucher son indemnité qui ne lui a été réglée que peu à peu. Un an après l'accident, il était de nouveau parfaitement habitué à la

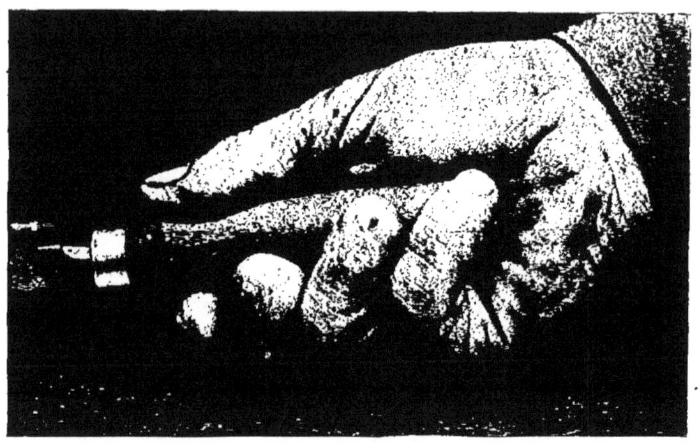

Fig. 130.

scie circulaire, la dégauchisseuse et la toupie. Pour ces trois machines, chez un droitier, c'est la main gauche qui est en avant, qui dirige la pièce de bois, tandis que la main droite effectue l'effort nécessaire pour la pousser.

Dans un cas comme dans l'autre, c'est surtout la paume de la main qui agit. La perte de fragments de doigts, même du pouce, n'empêche en rien l'action de l'organe.

Cet ouvrier se sert actuellement surtout du pouce et

de l'auriculaire, les trois doigts mutilés ayant conservé à leur extrémité un certain degré d'insensibilité qui les rend moins aptes à percevoir les contacts. Actuellement, cet ouvrier n'est nullement gêné dans son ouvrage et son embauche n'est pas compromise. La force de la main est complète : force de préhension et de pression.

Obs. III. — *Perte de l'index droit.*

S..., François, 43 ans, contremaître dans une fabrique de meubles, a perdu l'index droit il y a trois ans, en travaillant à la scie circulaire.

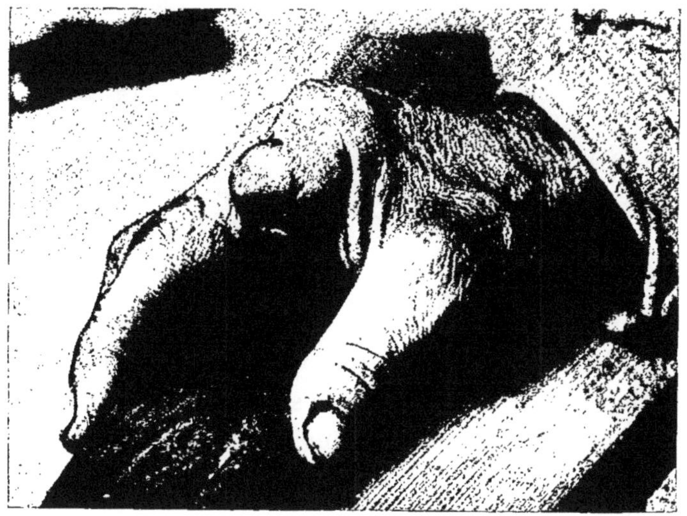

Fig. 131.

Il a touché une indemnité de 3400 fr. plus les journées de chômage. Son salaire antérieur était de 10 fr. par jour, son salaire postérieur dans la même fabrique est resté sans changement.

A la suite de son accident, il est resté deux mois sans travailler et a repris ses fonctions de surveillance.

Sa mutilation n'exerce donc aucune influence sur l'exercice de sa profession. Il peut écrire et dessiner

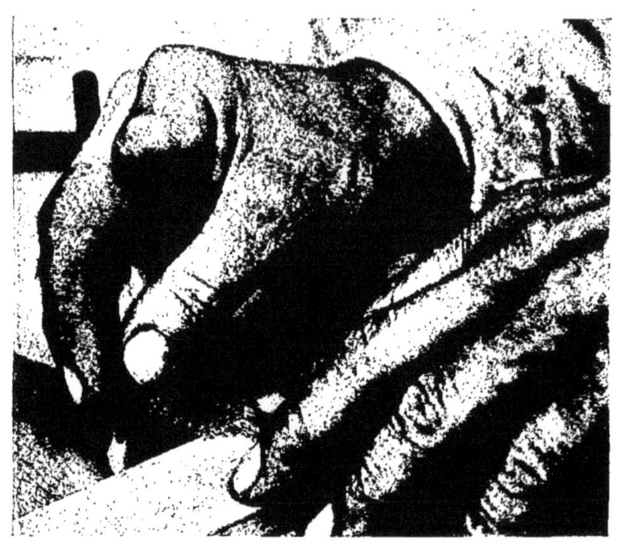

Fig. 132.

sans difficulté et manier n'importe quel instrument ou pièce de bois. Il déclare ne pas s'apercevoir de la perte de son doigt qui est complètement remplacé par le médius. Aucune fonction de la main, délicate ou grossière, n'est compromise.

Obs. IV. — *Perte du pouce, de l'index et du médius gauches.*

G..., 52 ans, machiniste, a subi deux accidents consécutifs. L'un, il y a sept ans, à la scie à ruban, a eu pour conséquence la perte du médius gauche. L'ouvrier a touché pour cet accident la somme de 4560 fr. Six ans plus tard, à la même machine, un nouvel accident lui a fait perdre le pouce et l'index. Il a touché, cette fois, 4600 fr.

Après le premier accident, son salaire n'a pas varié. Six mois après, il reprenait le travail, mais déclare ne s'être vraiment habitué à sa mutilation qu'au bout d'un an.

Actuellement, un an après le dernier accident, il ne reste plus que les quatrième et cinquième doigts à gauche. L'ouvrier n'a pas repris de travail, mais il le désirerait beaucoup. Il prétend cependant éprouver de la difficulté à s'embaucher. Il accomplit une quantité de mouvements fort intéressants. Il peut manier un rabot, une scie. Pour planter un clou, il doit saisir ce dernier entre le quatrième et le cinquième doigt. Il se sert du rateau, de divers outils de jardinage sans grande dificulté. Il peut même faucher, à condition d'attacher la main gauche à l'extrémité de la faux par une lanière, car elle lui échapperait trop facilement. Il pourrait parfaitement, dit-il, travailler à son ancien métier, à savoir à la scie circulaire, la raboteuse, dégauchisseuse, et à la toupie. La scie à ruban serait plus difficile à manier, car, dans cette fonction, il faut mouvoir le bloc de bois, souvent petit, dans de multiples directions, ce qui exige une certaine souplesse des doigts. Cependant, là encore, il croit qu'il pourrait travailler après un peu d'entraînement. Pour nouer une ficelle, il doit d'abord enrouler celle-ci autour des doigts gauches, car il n'a pas assez de force de préhension, puis tirer comme de coutume (fig. 133 à 138).

En résumé, ce cas est un exemple remarquable d'accoutumance.

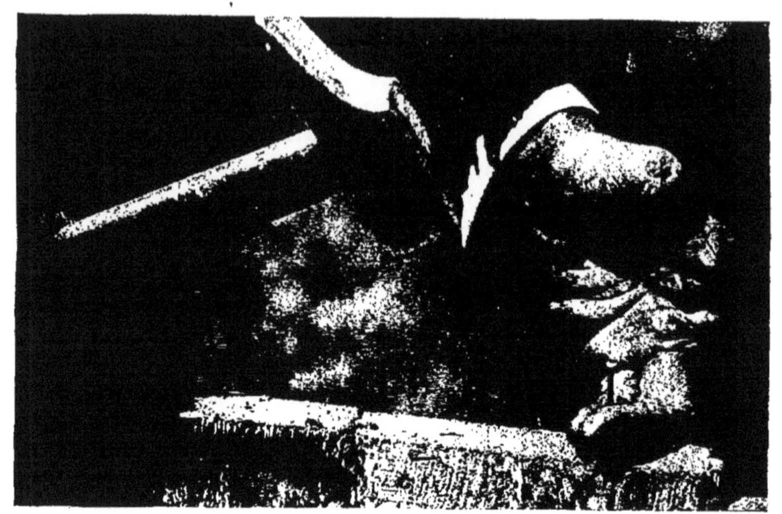

Fig. 133.

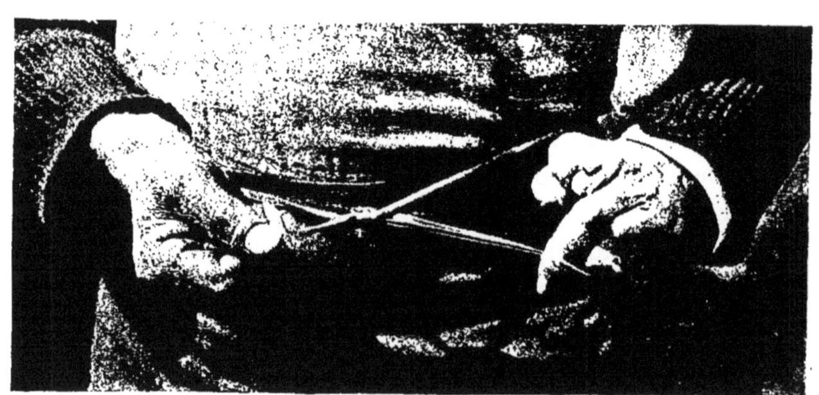

Fig. 134.

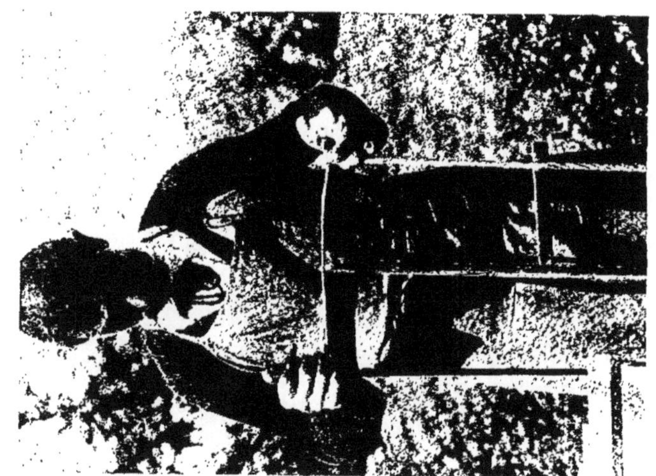

Fig. 136.

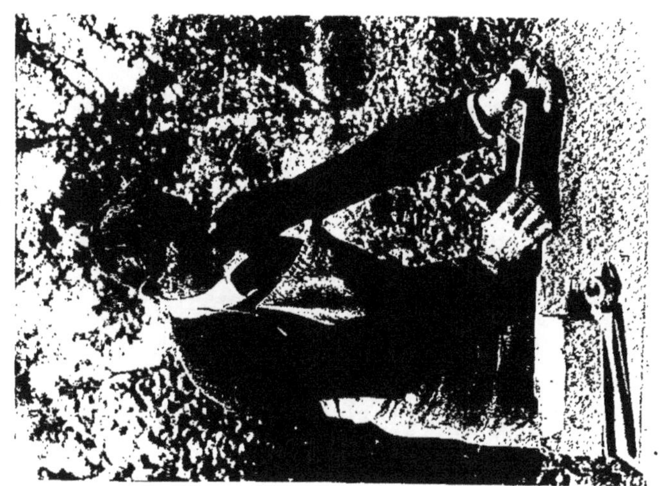

Fig. 135.

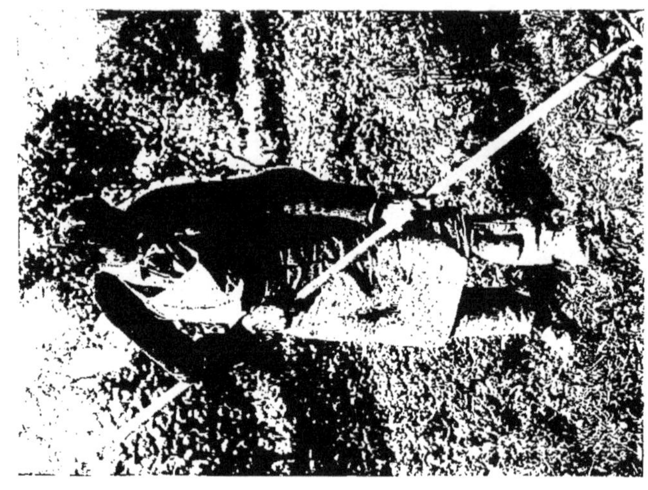

Fig. 138.

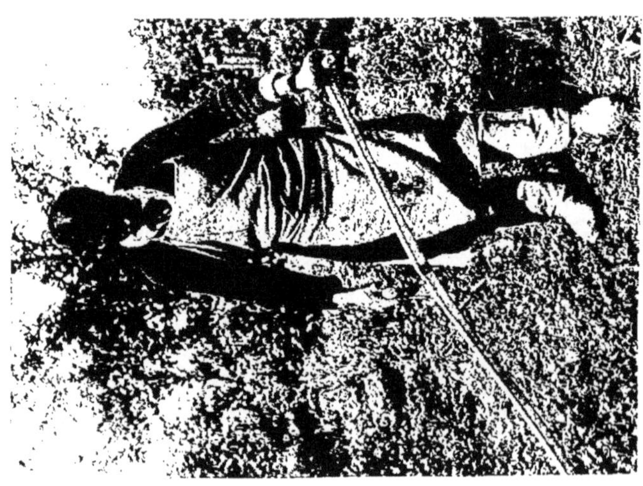

Fig. 137.

Obs. V. — *Perte de l'extrémité des phalangettes de l'index et du médius droits.*

S..., machiniste, 33 ans. Il y a dix ans, soit à l'âge de 23 ans, S... a été victime d'un accident à la dégauchisseuse. Il a eu la moitié de la phalangette de l'index et du médius emportés. La guérison s'est effectuée en trois semaines et l'ouvrier a repris son travail au bout de six semaines, avec salaire antérieur.

Ce qui fait l'intérêt de ce cas, c'est non seulement la rapidité avec laquelle l'accoutumance s'est produite (le sinistré déclarant qu'en quelques jours, il fut habitué à sa mutilation), mais encore le fait qu'il subsistait à l'extrémité des moignons, exactement à la partie terminale, un petit fragment d'ongle, de la grandeur d'une grosse tête d'épingle. Non placé à la partie dorsale du doigt, ne pouvant jouer aucun rôle protecteur, mais situé « en proéminence » comme un crochet à l'extrémité des doigts, on pouvait s'attendre à ce qu'il gênât plus ou moins l'ouvrier dans ses fonctions.

Or il n'en est rien. Actuellement, cet ouvrier ne fait plus aucune attention à sa mutilation, qui ne le gêne en rien. Il gagne, cela va sans dire, son salaire normal, comme menuisier à l'établi.

Accoutumance des Charpentiers, Menuisiers et Machinistes calculée sur la base du salaire

Machinistes

Mutilation du pouce. — La perte de la deuxième phalange du pouce droit chez un machiniste de 26 ans et un scieur de 32 ans est non seulement compatible avec l'exercice de la profession de machiniste, mais encore n'a pas empêché leur salaire d'augmenter respectivement de 55 cent. et 22 cent. par jour dans l'espace de quatre et cinq ans.

La perte partielle de la deuxième phalange du pouce gauche, chez un machiniste de 33 ans, n'a pas empêché le salaire d'augmenter de 1 fr. par jour dans l'espace de trois ans.

Nous avons vu à l'ouvrage un machiniste, toupieur, de 51 ans, dont les deux tiers du pouce gauche ont été enlevés et qui, six mois après l'accident, gagnait 1 fr. 70 de plus par jour et au bout de quatre ans touchait 2 fr. 40 de plus qu'avant le sinistre.

La perte du pouce n'entraîne donc pas pour les machinistes une incapacité de travail, mais constitue simplement une mutilation.

Mutilation de l'index. — Trois machinistes de 27, 42 et 27 ans ont perdu soit la phalangine et la phalangette, soit seulement une partie de cette dernière ou sa totalité, sans voir leur salaire diminuer. Deux d'entre eux gagnaient après l'accident 30 cent. (au bout de quatre ans) et 1 fr. 50 (au bout de vingt-sept ans) de plus qu'avant. Cette augmentation de salaire s'est produite avant le délai après lequel les ouvriers ont été retrouvés.

Pour l'index gauche, c'est la même chose. La perte des deux dernières phalanges a cependant permis une augmentation de salaire de 50 cent. constatée au bout de six ans et demi.

Mutilation du médius, de l'annulaire ou de l'auriculaire. — Nous avons retrouvé treize cas. Il s'agissait tantôt de la perte totale, tantôt de la perte partielle de l'un de ces doigts. Dans huit cas, le salaire a augmenté après l'accident et cette augmentation s'est parfois élevée jusqu'à 2 fr. par jour. Dans certains cas d'ankylose, l'accoutumance s'est établie déjà après six et dix mois.

Il nous paraît certain que la perte, même totale, de l'un ou l'autre de ces doigts n'entraîne en aucune façon une diminution permanente de la capacité de travail, et que l'adaptation fonctionnelle se réalise très rapidement, en une année au moins, lorsque la cicatrice est normale.

Mutilation de plusieurs doigts y compris le pouce. — La perte totale du pouce et de l'index droits, chez un scieur de 52 ans a cependant permis une augmentation de salaire de 2 fr. 20 par jour constatée au bout de vingt-quatre ans.

Chez un rubanneur de 43 ans, des déformations multiples n'ont pas entravé le travail. Ceci confirme tout à fait notre opinion, que chez les machinistes, les mutilations étendues des mains sont compatibles avec l'exercice de la profession. On a vu plus haut l'observation d'un machiniste (scieur) qui, ayant perdu le pouce, l'index et le médius de la main gauche, cherchait à se réembaucher en se déclarant capable d'accomplir un travail suffisant. La perte partielle de plusieurs doigts y compris le pouce, n'exerce pas d'influence sur la capacité de travail des machinistes. Quant à leur embauche, l'accident n'est pas non plus très préjudiciable. J'ai entendu un patron me déclarer qu'il préférait les machinistes déjà mutilés parce qu'ils étaient plus prudents et risquaient moins, ayant moins de doigts exposés. On a vu plus haut également que les bons toupieurs, par exemple, sont si recherchés dans le commerce qu'ils n'ont pas de peine à trouver du travail.

Que ce soit la main droite ou la main gauche qui est atteinte, le préjudice n'est pas plus grand. L'ouvrier devra cependant déployer plus d'énergie pour s'accoutumer à une mutilation de la main droite.

Il est consolant de penser que les machinistes, qui sont parmi les ouvriers ceux qui sont le plus exposés, ceux qui paient au travail le tribut corporel le plus lourd, sont précisément ceux qui ont le moins à souffrir des conséquences économiques de leurs mutilations.

Mutilations de plusieurs doigts non compris le pouce. — Lorsque le pouce est resté intact, il est exceptionnel de voir des mutilations, même très étendues, exercer sur la capacité effective de travail de l'ouvrier une influence défavorable. Que la perte s'étende à une partie de deux doigts ou à leur totalité, à trois et même à quatre doigts à la fois, on constate dans la règle que les sinistrés reprennent leurs occupations comme par le passé, sans voir diminuer leur salaire.

Sur six cas de mutilation de deux doigts à droite, nous avons constaté six fois une augmentation de salaire. Cette augmentation s'est montée à 80 cent. et 1 fr. 70 dans l'espace d'un an et un an et demi, pour des machinistes de 31 et 32 ans qui avaient perdu l'annulaire et les deux dernières phalanges de l'auriculaire. Il en est de même pour neuf cas de mutilations de deux doigts à gauche, côté de beaucoup le plus exposé.

Notons que dans un cas de perte des deux dernières phalanges du médius et de l'annulaire, l'accoutumance s'est réalisée au bout de neuf mois, avec une augmentation de salaire de 6 fr. 40 à 6 fr. 60 par jour.

L'accoutumance s'est réalisée également au bout de moins de deux ans pour un cas de perte totale du médius, de l'annulaire et de l'auriculaire. Lorsqu'il s'agit d'ankyloses multiples, l'accoutumance s'établit plus rapidement qu'on pourrait le penser. Nous avons en effet retrouvé deux cas d'ankyloses de trois doigts de la main gauche avec reprise du travail après dix et onze mois, accompagnées d'augmentation de salaire dans un cas.

Lorsque la perte s'étend à quatre doigts, on voit des choses plus surprenantes encore. Dans la règle, le salaire augmente moins. Cependant, nous voudrions citer le cas de ce machiniste qui, ayant eu l'index, le médius, l'annulaire et l'auriculaire droits totalement coupés, gagnait, quatre ans après l'accident, un salaire de 5 fr. 80 au lieu de 4 fr. 35, à l'âge de 23 ans. Ces exemples de merveilleuse adaptation font réfléchir le médecin qui les connait et le rendent sceptique lorsqu'il voit des individus faire traîner des soi-disant incapacités de travail pour des mutilations infiniment moins graves.

Nous devons cependant constater que, dans un cas de perte totale de quatre doigts de la main gauche (pouce excepté) chez un machiniste de 35 ans, le salaire a diminué de 40 cent. par jour. Mais, nous le répètons, c'est une exception, car nous avons constaté dans plusieurs cas semblables, une augmentation presque normale du gain.

Mutilations aux yeux. — Elles sont très rares chez les machinistes. Nous n'en avons pas retrouvé de cas.

Section de tendons. — Dans un cas de section partielle de tendons à la main (poignet), le salaire de l'ouvrier a diminué de 80 cent. au bout d'un an. Il est probable que cet ouvrier, qui peut cependant accomplir un travail suffisant pour gagner 5 fr. 30 par jour, finira au bout de quelques années par s'accoutumer beaucoup mieux à sa mutilation.

II. Ouvriers travaillant les métaux

On peut grouper les ouvriers travaillant les métaux, selon les aptitudes requises par leur profession, de la façon suivante :

1. *Les mécaniciens de précision :* bijoutiers, horlogers, etc., qui travaillent à l'établi et dont la profession exige une finesse de doigté très grande.

2. *Les mécaniciens,* monteurs, estampeurs, etc.; les *serruriers, ferblantiers.*

3. *Les forgerons, fondeurs,* etc., dont la profession exige des efforts souvent considérables.

1. Mécaniciens de précision

On est étonné de constater combien facilement des ouvriers de cette catégorie, qui ont subi des mutilations de la main, s'accommodent à leur blessure. Si un doigt manque, les autres suppléent par leur agilité.

Voici un monteur de boîtes, dont le travail est considéré comme particulièrement délicat, et auquel manque le pouce droit à l'âge de 18 ans et qui gagne, 26 ans plus tard, un salaire de 7 fr. par jour.

Si la perte du pouce n'entraîne pas une véritable incapacité de travail, à plus forte raison, la perte de l'un ou de l'autre doigt, de l'index à l'annulaire, n'exercera-t-elle sur les fonctions de la main aucune influence fâcheuse qui ne puisse être compensée par le développement des fonctions de suppléance du reste de la main.

Ces ouvriers, travaillant en grande partie assis, les mutilations des membres inférieurs seront assez bien supportées. Il en est de même des ankyloses des coudes ou des épaules, car les mouvements qu'exige cette profession ne sont pas très étendus.

2. Mécaniciens, Serruriers, Ferblantiers

Dans ce groupe, il faut encore opérer des distinctions :

a) Mécaniciens

Il existe deux catégories assez distinctes, parmi les ouvriers mécaniciens, catégories justifiées par les aptitudes différentes qu'elles réclament. Ce sont :

1. Les ouvriers qui travaillent aux *machines, fraiseuses*, *tours, perceuses, décolleteuses*, etc.
2. Les *monteurs, ajusteurs.*

1. Machinistes

Les machines à fraiser, à tourner, à percer et à décolleter sont des machines assez compliquées qui servent, comme leur nom l'indique, à préparer des pièces de métal. Elles comportent de la part de l'ouvrier deux genres d'activité. Tout d'abord, celui-ci doit placer la pièce au bon endroit. Lorsque l'ouvrier doit préparer des milliers de pièces identiques, il parvient à placer rapidement le fragment de métal au bon endroit. Mais, lorsqu'il change de modèle, il ne peut souvent pas y arriver, et ce soin incombe au chef d'équipe. Secondement, il faut mettre la machine en marche et surveiller son fonctionnement. Cette seconde action s'opère par l'intermédiaire de leviers et de roues commandées par la main.

Lorsque l'ouvrier est jeune et commence à travailler dans une usine, on le place à la fraiseuse, en général, et on lui donne un travail facile, sous la surveillance du chef d'équipe. Plus tard, lorsqu'il devient plus habile, il adopte l'une ou l'autre des machines en question et il s'y spécialise.

Dans la règle, les *ouvriers fraiseurs, tourneurs, perceurs* et *décolleteurs* sont des ouvriers très spécialisés qui ont acquis dans la pratique de leur machine une expérience qui leur permet d'accomplir des travaux toujours plus difficiles ou délicats.

Il est exceptionnel qu'un ouvrier machiniste devienne un ouvrier monteur. Il n'est pas préparé pour cela et son genre d'activité est différent.

L'ouvrier monteur est en général considéré comme supérieur à l'ouvrier machiniste.

Ces ouvriers machinistes ont donc une activité qui rappelle celle des machinistes sur bois (tour, dégauchisseuse, raboteuse, scie circulaire) en ce sens qu'ils accomplissent presque continuellement le même mouvement. Cette profession ne demande donc pas une grande agilité des doigts et est compatible avec la perte même du pouce.

Les pièces que l'on doit placer sur les machines sont souvent de petites dimensions, mais nous en avons vu de fort pesantes qui nécessitent le déploiement d'une force musculaire bien développée.

Quant au maniement de la machine, il n'exige que la faculté de saisir un levier ou le volant d'une roue. Ici encore, l'intégrité absolue de tous les doigts n'est pas indispensable.

Il faut noter que les mutilations graves des doigts sont beaucoup moins fréquentes chez les machinistes-mécaniciens que chez les machinistes-charpentiers. Il est rare, nous a-t-on dit, de voir un ouvrier-mécanicien perdre un doigt ou une main. Nous en avons vu cependant plusieurs, mais sur un nombre de plusieurs centaines d'ouvriers, ce chiffre est incomparablement plus faible que pour les machinistes sur bois.

Par contre, les blessures des yeux se produisent plus facilement. Un petit éclat de métal jaillit souvent de la machine et peut atteindre l'œil.

Nous avons eu l'occasion de voir un repousseur de 42 ans qui avait perdu la moitié du médius droit un an auparavant, et qui travaillait aussi bien qu'avant l'accident avec un salaire de 5 fr. 25 au lieu de 5 fr. En moins d'un an par conséquent, l'accoutumance s'était produite.

Un estampeur de 42 ans, après avoir perdu la totalité de l'index et la phalangette du médius, gagnait après l'accident 5 fr. 10 au lieu de 5 fr.

Nous l'avons revu après six ans, mais l'accoutumance s'était produite en moins d'un an.

Un fraiseur auquel manquait l'auriculaire de la main gauche, ne s'apercevait plus, au bout d'un an, de sa mutilation qui ne le gênait en rien.

Voici encore un exemple d'une mutilation plus étendue : un mécanicien fraiseur avait perdu à l'âge de 14 ans la totalité du médius, de l'annulaire et de l'auriculaire. Il ne lui restait plus que la pince du pouce et de l'index à gauche. A l'âge de 45 ans, il gagnait 6 fr. 95 par jour et son patron déclare que cet ouvrier est spécialement adroit.

A noter que cet ouvrier est capable de soulever des corps très pesants, des masses de métal fort lourdes et de les empoigner à pleines mains, si l'on peut s'exprimer ainsi.

L'intégrité de la sensibilité des doigts est moins nécessaire aux fraiseurs, etc., qu'aux monteurs.

Enfin, quelle est l'influence d'une mutilation des membres inférieurs sur l'activité de cette catégorie d'ouvriers.

Le fraiseur, le tourneur, le décolleteur, etc., travaillent en général debout devant leur machine. Pendant que celle-ci est en marche, ils peuvent s'asseoir, tout en tenant leurs leviers.

Nous avons retrouvé un mécanicien, polisseur, de 64 ans, qui, après avoir subi l'amputation du pied gauche, avait repris le travail et, au bout d'un an seulement, s'était accoutumé à sa lésion. Son salaire après l'accident était de 4 fr. 50, égal au salaire antérieur.

Un autre mécanicien de 49 ans, amputé de la jambe gauche seize ans auparavant, avait vu son salaire passer de 3 fr. par jour à 8 fr. et accomplissait, malgré un appareil de prothèse, un travail égal à celui de ses camarades. L'intégrité des membres inférieurs n'est donc pas indispensable.

Nous n'avons pu retrouver que deux ouvriers mécaniciens atteints de lésions oculaires.

Le premier, âgé de 32 ans, avait perdu l'œil droit 8 ans auparavant. Après avoir touché une indemnité de 1200 fr., il reprit son travail dans le courant de l'année qui suivit et continua à exercer sa profession en gagnant le même salaire, soit 6 fr. par jour.

Le second, ayant reçu un fragment de métal dans l'œil gauche et ayant vu son acuité visuelle diminuer du tiers, avait repris le travail avant même que son affaire fût liquidée, au même salaire qu'avant l'accident.

2. *Monteurs, Ajusteurs*

Ces ouvriers sont chargés de monter les appareils dont les pièces ont été fabriquées par les fraiseurs, etc. Ce sont tantôt des automobiles, moteurs, machines de toutes espèces, tantôt des appareils électriques, tantôt des turbines, etc., ou machines de plus grandes dimensions.

Très spécialisée également, l'activité de ces ouvriers est cependant beaucoup plus variée que celle des machinistes. Ils doivent pouvoir manier la lime, le tournevis, la pince, le marteau, etc.

Dans certains cas, il leur est prescrit de monter sur des échelles; dans d'autres cas, ils peuvent travailler assis, s'ils sont chargés de monter une série d'appareils de petites dimensions.

Incontestablement, ces ouvriers doivent jouir d'une intégrité manuelle aussi complète que possible. Le pouce en particulier est d'une grande utilité et sera difficilement remplacé. Par contre, l'absence d'un des autres doigts est facilement compensée.

Nous avons retrouvé un aide-monteur de 35 ans qui, ayant perdu deux phalanges de l'index droit, six ans auparavant, a vu son salaire diminuer de 140 fr.

à 112 fr. 50 par mois, pour des causes qui n'avaient rien à faire avec sa mutilation.

Par contre, un mécanicien-électricien de 36 ans, ayant perdu la totalité de l'auriculaire gauche, onze ans auparavant, a cependant vu son salaire augmenter de 120 à 258 fr. 30. Il avait repris le travail au bout de quelques semaines et déclarait que l'accoutumance s'était réalisée très rapidement.

Un autre électricien, de 39 ans, pour la même mutilation, a vu son salaire diminuer de 75 cent. par jour. Son patron déclare que son infirmité n'exerce aucune influence sur son travail et que son salaire a changé pour des causes indépendantes de sa mutilation.

Un contremaître mécanicien de 51 ans, chargé de travailler souvent lui-même, était accoutumé à une ankylose des médius, annulaire et auriculaire droits au bout de six mois.

Les ankyloses du poignet, du coude ou de l'épaule, non susceptibles de s'améliorer par l'exercice, entraîneront certainement une infériorité économique chez l'ouvrier monteur. Il en est de même pour les ankyloses des membres inférieurs. Il faut cependant être attentif aux mouvements dits de suppléance. Ainsi, tel sinistré qui ne pourra pas se mettre à genou sur le genou gauche, mais qui pourra accomplir ce mouvement sur le genou droit, prendra l'habitude d'accomplir toujours le même mouvement et sera en mesure de continuer à exercer sa profession.

La perte d'un œil est-elle très préjudiciable au monteur? L'Office impérial des assurances allemand a admis (arrêt du 7 avril 1904) que la profession de riveur ne nécessitait pas une vision binoculaire intacte.

Nous citerons, à l'appui de cette manière de voir, le cas d'un ouvrier électricien qui appartient à la catégorie des ouvriers dits qualifiés, et qui s'était accoutumé à la perte totale de l'œil droit dans un délai inférieur à deux ans. Son salaire, qui était avant l'accident de 5 fr. par jour, était monté à 7 fr.

Ceci démontre bien qu'un ouvrier intelligent de cette catégorie et qui y met de la bonne volonté, peut accomplir son métier sans vision binoculaire.

Autres spécialités

A côté des professions que nous venons de signaler, il existe un certain nombre de spécialités, dont les unes peuvent se rapprocher des groupements que nous avons établis, et dont les autres constituent des métiers à part, exigeant des ouvriers qui s'y consacrent des aptitudes spéciales.

Il ne nous est pas possible, dans le cadre de ce travail, de donner une énumération complète de tous les genres d'activité des ouvriers mécaniciens (exemple : il existe dans certains pays des ouvriers riveurs porte-bouterolle et des riveurs porte-contre-bouterolle, etc.).

Une fois le médecin rendu attentif à l'importance de ces classifications, pour la détermination des incapacités, il lui sera facile d'obtenir du sinistré des renseignements détaillés sur le genre d'activité qu'il doit déployer.

b) Serruriers, Ferblantiers, Chaudronniers, etc.

Les ouvriers de cette corporation appartiennent à la catégorie des ouvriers dits « qualifiés », c'est-à-dire supérieurs, par rapport aux manœuvres, etc., et éduqués en vue d'un travail déterminé.

Ils sont employés dans des ateliers ou envoyés dans des bâtiments en construction, pour des réparations, etc.

La catégorie des *couvreurs* est appelée à travailler sur les toitures et, par conséquent, se trouve exposée à des dangers spéciaux.

Le serrurier doit manier des instruments divers (pince, marteau, lime, etc.) La force de préhension des mains sera donc plus utile que la finesse du toucher. Il faut tenir compte non seulement du fait que l'ouvrier doit pouvoir saisir le manche d'un instrument, mais aussi du fait qu'il est appelé souvent à le manier pendant un temps plus ou moins long.

Il doit aussi pouvoir serrer des tenailles ou un étau avec force. Il en est de même pour le ferblantier. Nous le répètons, celui-ci devant travailler parfois sur les toits, doit jouir en outre de l'intégrité de ses membres inférieurs, en un mot de toutes les facultés et fonctions exigées par le maintien de l'équilibre.

Le chaudronnier accomplit un travail assez semblable aux précédents. Il est cependant obligé de manier le marteau, parfois longtemps de suite. Dans ce groupe, les ouvriers sont également spécialisés.

Voici les cas, concernant cette profession, pour lesquels nous avons pu constater une adaptation fonctionnelle après un traumatisme :

Un ferblantier de 25 ans, perd, après un accident, la totalité de l'index droit, perte accompagnée de l'ankylose des trois derniers doigts. Il gagnait avant l'accident 14 fr. par semaine plus sa nourriture et, six ans plus tard, il touchait un salaire journalier de 4 fr. 30.

Un serrurier de 30 ans a perdu la phalangette de l'index gauche. Salaire antérieur : 5 fr. 50, salaire postérieur : 6 fr. 20 au bout de sept ans.

L'ankylose de l'auriculaire droit chez un serrurier de 35 ans a cependant permis l'augmentation du salaire de 6 fr. 40 à 7 fr. dans l'espace de deux ans.

Un ferblantier de 17 ans est victime d'un accident qui entraîne la perte de la moitié du pouce, de l'index et du médius. Cet ouvrier n'était pas assuré. Il gagnait 40 fr. par mois avant l'accident, comme apprenti, et, après quelques années, son salaire est monté à 6 fr. 17, ce qui est un salaire normal.

Un autre ferblantier de 38 ans perd deux phalanges au médius gauche et la phalangette à l'index. Son salaire a diminué de 5 fr. 75 à 5 fr. dans l'espace de cinq ans. Ce fait provient de ce que, à la suite de l'accident, cet ouvrier a changé de patron, et qu'en s'engageant chez un autre, il a été naturellement embauché avec un salaire d'abord réduit, susceptible d'augmentation.

En ce qui concerne la perte d'une partie de la vision, nous avons pu retrouver un ferblantier de 32 ans qui avait subi une diminution de 20 % de la vision de l'œil droit et qui, un an après l'accident, travaillait au même salaire qu'antérieurement.

Nous avons dit plus haut que l'intégrité des fonctions assurant l'équilibre était indispensable pour le couvreur. Ces fonctions sont éminement multiples et elles peuvent être gênées par des troubles très variés.

Voici cependant un exemple qui démontre ce qu'on peut attendre d'un ouvrier doué de bonne volonté : un couvreur de 64 ans se fracture la partie postérieure de la cinquième vertèbre lombaire et de la douzième dorsale. Il n'est cependant pas atteint de lésion médullaire, mais conserve, après guérison, un état d'irritation des nerfs spinaux avec douleur dans le plexus lombaire. Après avoir touché une indemnité de 5400 fr., il a pu reprendre son travail avec une perte de salaire de 50 cent. seulement (salaire antérieur : 6 fr., salaire postérieur : 5 fr. 50).

3. Forgerons, Fondeurs, etc.

La profession de forgeron, fondeur, maréchal-ferrant, etc., exige de la part de l'ouvrier une vigueur musculaire dépassant la moyenne et tout spécialement l'intégrité des articulations du poignet, du coude et de l'épaule.

Une lésion des membres inférieurs qui entraînerait une diminution dans leur solidité ou leur souplesse, comporterait également un affaiblissement de la capacité de travail de la victime. La profession de maréchal-ferrant n'est cependant pas incompatible avec une mutilation des membres inférieurs.

Nous avons retrouvé un ouvrier, maréchal de 63 ans, qui, à la suite d'une fracture du fémur, avait conservé une claudication assez prononcée provenant d'un raccourcissement de deux centimètres. Onze mois après l'accident, il avait repris le travail au même salaire qu'auparavant. A plus forte raison, un ouvrier plus jeune s'accomodera-t-il mieux encore à une semblable infirmité.

Une mutilation de la main n'empêche pas un forgeron de vaquer à ses occupations.

En voici plusieurs exemples : Un forgeron de 46 ans perd le médius gauche en totalité, après un accident du travail, qui s'accompagne en outre de l'ankylose de l'annulaire. Un an et demi après, cet ouvrier gagnait le même salaire qu'avant l'accident. L'accoutumance s'était réalisée en quelques semaines.

Treize ans après un accident, un forgeron de 31 ans qui avait perdu l'index, le médius et l'annulaire de la main droite, gagnait 4 fr. 80 par jour, le salaire n'ayant pas changé.

Nous avons eu l'occasion de voir travailler un forgeron de 45 ans qui avait subi, dix ans auparavant, la même mutilation, et qui dirigeait tout seul une forge de campagne, dans laquelle il accomplissait tous les travaux habituels. Il portait une griffe spéciale, munie de trois doigts en métal, qui lui permettait de maintenir certains objets, tels que tenailles, barres de fer, etc. Il avait pris l'habitude de manier le marteau avec la main gauche et s'en servait sans défaillance.

L'intégrité du pouce est plus nécessaire, mais ici encore, une perte partielle de l'organe est compatible avec la profession de forgeron. La perte plus ou moins étendue de la sensibilité des doigts ne constitue pas un grand obstacle à l'accomplissement de la profession de forgeron, fondeur, etc. Cependant, lorsqu'elle dépasse un territoire bien circonscrit, elle peut donner lieu à de réels inconvénients : brûlures, chocs, etc.

III. Maçons, Plâtriers

Les fonctions de la main d'un maçon sont de deux ordres principaux :

Cet ouvrier doit pouvoir saisir le manche d'un instrument, truelle, marteau, etc., d'une main ou de l'autre, puis pouvoir soulever à pleines mains des pierres de poids variable, les planches d'un échafaudage, etc.

A part le pouce, aucun doigt pris isolément n'est indispensable. Le médius et l'annulaire peuvent manquer également sans inconvénient. L'absence de la moitié du pouce n'empêchera pas l'ouvrier d'accomplir son travail, même si c'est la main active qui est atteinte. La totalité du pouce n'est pas non plus nécessaire, en tous cas du côté du membre passif. On peut soulever des pierres en se servant seulement des quatre doigts et de la paume de la main.

Nous avons, au reste, retrouvé un maçon de 36 ans qui, ayant eu le pouce droit enlevé à l'âge de 6 ans, accomplissait fort bien son travail et gagnait 5 fr. par jour.

Grâce à l'accoutumance, un maçon, blessé à la main droite et ne pouvant plus saisir la truelle de ce côté, apprendra vite à se servir de la main gauche avec la même habileté.

Les mouvements du maçon étant très variés, les ankyloses sont appelées à être plus gênantes que les pertes anatomiques. Cependant, pour ce qui concerne les doigts, la profession de maçon est compatible, plus que celle de machiniste par exemple, avec une ankylose même vicieuse. Ce sont moins les doigts que la main tout entière qui agit ici. Si l'un ou l'autre des doigts ne peut pas se mouvoir, la fonction sera peu affectée.

La perte d'une partie de la sensibilité des doigts ne présente pas un grand inconvénient pour le maçon ou le plâtrier. Si cette insensibilité est trop étendue, l'ouvrier risquerait de laisser prendre sa main sous une pierre ou de se mutiler d'une autre façon.

Plus que les fonctions de la main et des doigts, la souplesse et la force des bras et des jambes sont indispensables au maçon, de même que les fonctions du tronc.

Les maçons sont assez exposés aux blessures des yeux. En taillant les pierres, un éclat pénètre fréquemment dans l'œil.

Cependant, la perte d'un œil n'oblige pas un maçon à changer de profession.

Nous avons retrouvé un maçon de 56 ans qui, dans son enfance, avait perdu l'œil gauche. Cela ne l'empêcha pas d'embrasser la profession de son père et de gagner 6 fr. par jour, salaire normal pour un maçon. Un autre maçon de 49 ans a perdu l'œil droit à l'âge de 35 ans. Il gagnait avant l'accident 2 fr. 50 et après 5 fr. 17.

Ces exemples prouvent suffisamment qu'il est possible d'exercer la profession de maçon en ne possédant qu'un œil.

Dans un autre cas, une diminution de moitié de la vision de l'œil gauche n'a pas empêché un maçon de 24 ans de gagner au bout de neuf ans un salaire de 5 fr. 20, supérieur de 1 fr. 10 à celui qu'il touchait avant l'accident.

L'accoutumance s'établit assez rapidement et est presque toujours réalisée dans l'espace d'une année.

Un maçon qui avait perdu la totalité du médius droit dans un accident non professionnel, à l'âge de 27 ans, gagnait au bout de six ans un salaire de 6 fr. 60, au lieu de 5 fr. 70. L'accoutumance s'est réalisée en quelques mois.

IV. Manœuvres, Terrassiers, etc.

Nous entendons par manœuvres, les ouvriers dont la profession consiste à manier la pelle et la pioche, éventuellement le pic.

Il existe une catégorie de travailleurs qui portent le nom de manœuvres et qui sont employés dans les fabriques, dans le commerce, etc., pour les gros ouvrages, nettoyages, transports de marchandises, etc.

Les mineurs, les ouvriers travaillant dans les tunnels, les carriers et autres, peuvent se grouper sous cette même dénomination.

Certains manœuvres sont plus aptes à accomplir un travail déterminé, qui demande déjà un certain degré de spécialisation. Dans ces cas particuliers, l'accoutumance devra être appréciée différemment.

Nous envisagerons, dans ce qui va suivre, tout spécialement les manœuvres terrassiers, qui manient la pelle et la pioche.

Nous en avons retrouvé un certain nombre.

Notons tout d'abord la fréquence des *blessures oculaires,* ce qui s'explique aisément, étant donné la possibilité de recevoir des éclats de pierre ou de métal pendant le travail.

Nous avons retrouvé dix cas de manœuvres ayant perdu un œil. Un seul a vu son salaire diminuer, après l'accident, de 10 cent. par jour.

Tous les autres ont accusé une augmentation de salaire allant jusqu'à 1 fr. 80 par jour. Tous ont déclaré ne plus être gênés dans leur travail par leur infirmité. A signaler, en particulier, cet ouvrier qui, ayant perdu l'œil droit, mais n'ayant touché que 400 fr. par suite de la faillite de son patron, travaillait neuf mois déjà après l'accident avec un salaire de 4 fr. 80 au lieu de 4 fr. Cet exemple montre bien qu'avec de la bonne volonté, on peut arriver à réaliser des choses remarquables.

La *perte du pouce* est-elle compatible avec l'exercice de la profession de manœuvre ?

Nous avons retrouvé trois ouvriers dont deux avaient perdu le pouce gauche (l'un en totalité, l'autre en partie seulement : deuxième phalange) et le troisième, le pouce droit en totalité. Ces trois ouvriers, non seulement accomplissaient leur travail normalement, mais encore avaient vu leur salaire augmenter après l'accident. L'accoutumance s'était réalisée en quelques mois.

La perte du pouce est évidemment envisagée comme devant porter un grand préjudice à un manœuvre ; on admet volontiers qu'il lui est impossible, après une telle mutilation, de saisir sa pelle ou sa pioche.

Les cas que nous venons de signaler démontrent le contraire. S'il est constant que la perte du pouce gêne, au début, l'emploi de la main, il est certain que bientôt, la victime s'accoutume à sa lésion, récupère une plus ou moins grande partie de la force de la main et finit par pouvoir accomplir les mêmes travaux que ses camarades.

Perte de l'un des autres doigts. — Nous avons retrouvé un manœuvre qui avait perdu la totalité de l'index droit, à 39 ans. Cette mutilation n'a pas eu d'influence sur le salaire.

Lorsqu'il s'agit de la perte d'un seul doigt ou d'un fragment de doigt, on peut admettre qu'après un certain délai d'accoutumance, en général assez court, nécessaire pour obtenir la disparition de toute hypersensibilité, hyperhémie, etc., la mutilation n'exerce plus aucune influence sur la capacité de travail de la victime.

Perte ou ankylose de plusieurs doigts. — Nous avons retrouvé un manœuvre qui était atteint d'ankylose des quatre derniers doigts de la main droite. L'accident était survenu à l'âge de 39 ans et dix-sept ans plus tard, soit à 56 ans, cet ouvrier gagnait encore 3 fr. 41 au lieu de 3 fr. 50. Cette diminution ne provenait pas de sa mutilation, mais du fait qu'avec l'âge, son aptitude générale au travail avait faibli.

Par contre, un manœuvre atteint d'ankylose en flexion du médius, accompagnée de déformation de l'annulaire, à l'âge de 20 ans, gagnait encore, 30 ans plus tard, un salaire de 6 fr. par jour.

Perte de la main. — On ne peut vraiment faire un grief à un manœuvre qui a perdu une main, du fait qu'il ne reprend pas son travail antérieur. Il faut être doué d'une énergie peu commune pour s'astreindre à un métier pénible dans ces conditions. A titre de curiosité, et pour bien montrer jusqu'où peut aller l'accoumance, nous rappellerons le cas de ce manœuvre, employé dans une gravière, auquel manque la main et les deux tiers de l'avant-bras droit et qui non seulement gagne sa vie et celle de sa famille, mais est tellement apprécié de son patron que celui-ci ne le changerait pas contre un ouvrier non mutilé. Cet homme manie la pelle, la pioche, monte aux échelles, transporte des brouettes chargées, etc., avec infiniment plus de vigueur et de rapidité qu'un homme sain.

Et cet autre cas, concernant un mineur, auquel manque la main gauche et qui voit son salaire augmenter en vingt ans de 4 fr. 50 à 6 fr. 75.

Ces cas sont évidemment exceptionnels et l'on ne saurait en déduire que la perte de la main est sans influence sur la capacité de travail. Voici encore un manœuvre de 32 ans qui, à l'âge de 26 ans, a perdu le bras droit dans un accident non professionnel et qui gagne encore 3 fr. 80.

Mutilation des membres inférieurs. — La solidité des membres inférieurs est la principale qualité requise pour les manœuvres. Nous avons vu bien des ouvriers de cette catégorie qui étaient atteints de déformations plus ou moins considérables des membres inférieurs, à la suite de fractures mal remises, par exemple, et qui travaillaient comme leurs camarades. Mais, pour cela, il faut que la mutilation soit indolore.

Les ankyloses du genou sont plus gênantes que les déformations consécutives à des fractures, et les ankyloses de la hanche sont évidemment très préjudiciables à l'exercice de la profession de manœuvre.

Nous avons vu des mutilations du pied, par exemple, consécutives à des fractures et qui, une fois définitives, indolores, permettaient à la victime de continuer ses occupations.

V. Charretiers

Une rubrique spéciale doit être réservée aux charretiers, dont l'activité diffère de celle des manœuvres proprement dits, par le fait que des marches souvent prolongées leur sont souvent imposées.

Nous avons retrouvé plusieurs charretiers atteints de mutilations des doigts, perte d'un doigt en totalité, de plusieurs fragments de doigts, sans jamais constater que cette mutilation ait exercé une influence fâcheuse sur la capacité de travail de la victime.

La perte du pouce peut également être compensée, de même que celle d'un œil.

Les ankyloses des articulations des membres supérieurs sont moins gênantes dans cette profession qu'ailleurs.

Par contre, l'état des membres inférieurs n'est pas sans importance. Chacun connaît, il est vrai, des charretiers qui continuent à exercer leur profession en boitant, à la suite d'une fracture de jambe, de cuisse ou d'un raccourcissement. Mais encore faut-il que la marche prolongée soit possible et indolore. Nous n'avons pas retrouvé d'ouvriers de cette catégorie victime d'une mutilation des membres inférieurs.

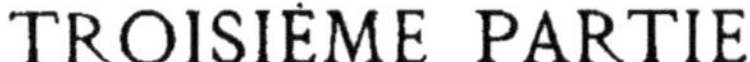

TROISIÈME PARTIE

L'ACCOUTUMANCE AUX MUTILATIONS CAUSÉES PAR LES BLESSURES DE GUERRE

La guerre qui sévit actuellement va laisser après elle, un nombre de mutilés considérable. Il est impossible d'en prévoir le chiffre même approximatif.

D'une façon générale, la gravité moyenne des infirmités sera probablement plus élevée pour les militaires blessés que pour les ouvriers victimes d'accidents du travail, les blessures atteignant plus souvent, chez les premiers, les organes importants et se compliquant, en général, d'abondantes suppurations qui laissent après elles des ankyloses irréductibles.

Que vont devenir tous ces estropiés ?

Courageux défenseurs de la patrie, ils devront être secourus par elle. Mais seront-ils fatalement des invalides, incapables de toute activité professionnelle, condamnés à l'inaction ou au découragement ?

En se basant sur ce qui a été démontré plus haut, sur l'expérience, on peut, sans hésiter, répondre non.

Pourquoi les blessés de guerre ne bénéficieraient-ils pas, au même degré que les mutilés civils, des bienfaits de l'acoutumance ! On n'en voit pas le motif.

Et ceci est un réconfort, de penser que l'avenir économique de tant de braves gens, qui se sont sacrifiés pour leur pays, ne doit pas, par ce fait, être considéré d'une façon trop pessimiste.

Certes, les éléments qui serviront de base à l'allocation des pensions aux anciens militaires, différeront plus ou moins de ceux sur lesquels repose la fixation des rentes en cas d'accident du travail.

Malgré celà, même dans ces conditions spéciales, on ne saurait faire abstraction d'un phénomène inévitable et qui intéresse, en somme, l'équité, en même temps que l'état des finances publiques.

I

Mutilations de guerre devant bénéficier de l'accoutumance.

Amputations

Les amputations sont incomparablement plus fréquentes dans la chirurgie de guerre que dans la chirurgie civile. Intensité de l'infection résultant de la présence de projectiles ou de débris vestimentaires dans les tissus, difficulté de donner des soins immédiats, gravité des lésions osseuses, vasculaires ou articulaires, hémorrhagies répétées etc., voici autant de facteurs, presque inconnus dans la médecine des accidents, qui aboutissent finalement à l'amputation.

Mais nous n'avons pas l'intention de faire ici l'étude des lésions qui entraînent la perte du membre, nous voulons nous demander ce qu'il adviendra de l'individu, au point de vue de son activité professionnelle, une fois le membre enlevé.

L'analogie existe presque entièrement avec la situation de l'accidenté civil — au point de vue physiologique naturellement.

On s'accoutume à une amputation d'une façon remarquable, bien qu'il subsiste toujours un certain degré d'infériorité de l'organisme.

Mais encore faut-il distinguer selon les professions. Les mutilés de la guerre se rencontreront non seulement dans des classes sociales très diverses, mais dans des professions parfois très différentes de celles qui sont assujetties aux lois sur l'assurance accident.

De là l'apparition dans la production de l'accoutumance, de modalités dont l'expérience n'est pas encore faite sur une échelle suffisante.

Si un mécanicien, un machiniste peut accomplir son travail avec une jambe artificielle, une fois l'accoutumance réalisée, sans grand dommage économique, il en est autrement d'un agriculteur par exemple.

C'est pourquoi la profession jouera un rôle primordial dans l'appréciation de l'accoutumance chez les blessés de guerre.

On peut admettre cependant qu'un amputé de jambe peut continuer à exercer certains travaux d'agriculture et ne sera pas forcément un invalide.

Les amputés des membres supérieurs sont plus à plaindre, nous semble-t-il. Mais dans les Ecoles professionnelles de blessés, créées pendant la guerre, on peut voir déjà, dans ce domaine, les résultats merveilleux que produit l'accoutumance.

L'amputation nécessite le port d'un appareil de prothèse auquel il faudra s'habituer.

Un fait caractéristique vient mettre en lumière toute la valeur de l'accoutumance dans les cas d'amputation. Il est rappelé par Carle, qui l'a observé dans l'Ecole professionnelle des blessés de Lyon. « Nous avons pensé, dit-il, en installant nos élèves devant leurs métiers, que le temps et l'expérience seuls décideraient de l'utilité d'un appareil prothétique, de sa forme et des modifications à y introduire... Mais il est arrivé ceci, que les élèves avaient tellement pris l'habitude de se tirer d'affaire par leurs propres moyens, compensant les mouvements gênés par d'autres, développant une véritable finesse tactile dans le moignon d'un avant-bras ou d'un bras, qu'il a été assez difficile de leur faire accepter l'aide d'un appareil quelconque ! Quand je fais une visite imprévue dans l'atelier des brocheurs ou des cartonniers, je me fâche tout rouge en constatant qu'il ont déposé délicatement sur la table leur bras artificiel et qu'ils travaillent avec la plus grande ardeur à l'aide du bras valide, du moignon, du coude, tant et si bien que j'ai à peu près renoncé à exiger cet aide sauf pour quelques cas particuliers. »

Où trouver de meilleure preuve de l'influence de l'accoutumance sur un membre mutilé que dans cette constatation qui vient corroborer d'une façon éclatante ce que nous avions déjà observé et soutenu dans la première partie de cet ouvrage.

Il est aujourd'hui démontré par les Ecoles professionnelles de blessés que les amputations du membre ne sont pas incompatibles avec l'exercice de certaines professions, telles que celles de machinistes, relieurs, fabricants de petits jouets, dessinateurs, etc.

Les amputations aux membres inférieurs n'entravent pas l'exercice des professions de tailleurs, cordonniers, relieurs, etc., bref de la plus grande partie des métiers dits d'atelier.

Les jardiniers, horticulteurs pourront aussi remplir leurs fonctions avec une « jambe en bois ».

Il apparaît donc probable que le blessé qui a subi une amputation sera de moins en moins considéré comme un invalide et pourra adopter un métier lui permettant de gagner sa vie.

Voici un cas où l'accoutumance après amputation s'est réalisée avec une très grande rapidité.

Il s'agit d'un chasseur alpin de 30 ans, blessé en août 1914, fait prisonnier, puis amputé de la jambe gauche au tiers supérieur par les Allemands. Réopéré à nouveau pour régularisation de son moignon, il est finalement rapatrié, avec un convoi de grands blessés, en France, en mars 1915. Il reçoit son appareil de prothèse (pilon) en mai. Huit jours après il est réformé et rentre chez lui. Il se met immédiatement à travailler à la campagne, et, un mois plus tard, il peut faucher des prés situés sur la montagne, il s'occupe de tous les travaux des champs et de l'écurie, grimpe sur les arbres avec agilité pour cueillir les fruits, monte à cheval sans le secours de personne et va aussi bien au trot qu'au galop.

Ankyloses

Ici plus encore que pour les amputations, l'accoutumance est appelée à jouer un rôle favorable dans le rétablissement de l'activité professionnelle du blessé.

Très fréquentes à la suite des blessures de guerre qui atteignent les articulations ou leur voisinage, elles peuvent présenter tous les degrés, depuis la simple raideur jusqu'à la fixation complète causée par une longue suppuration.

Un membre ankylosé peut presque toujours être utilisé dans une mesure variable, et, en l'espèce, l'accoutumance produit des résultats remarquables.

Seules quelques ankyloses vicieuses (coude en extension absolue, etc.) opposent à une amélioration fonctionnelle un obstacle très difficile à vaincre, obstacle qu'on peut supprimer ou atténuer par une opération.

Les professions les plus pénibles (agriculteurs, forgerons, mineurs, etc.) peuvent être exercées dans des mesures variables malgré des ankyloses articulaires prononcées grâce aux suppléances fonctionnelles.

Paralysies

On sait combien fréquentes sont les paralysies qui succèdent aux blessures des nerfs causées par les projectiles de guerre.

Paralysies des nerf radial, cubital, médian et sciatique, pour ne parler que des plus fréquentes, se traduisant, principalement, par une abolition de la mobilité ou de la sensibilité de la main et du pied.

Elles peuvent être complètes ou partielles, douloureuses ou non. Elles s'accompagnent presque toujours d'un certain degré d'atrophie qui intéresse non seulement les parties molles, mais les os. Elles sont définitives ou transitoires, mais presque toujours — lorsqu'elles sont destinées à s'améliorer, à la suite d'un traitement médical ou d'une opération — leur durée est excessivement longue. Il n'est pas encore possible à l'heure actuelle, de se prononcer sur l'évolution ultérieure de cette catégorie de lésion.

Pour les cas où la fonction n'est pas définitivenent abolie, il y a lieu d'attendre de bons résultats de l'entraînement, de l'exercice, pour le rétablissement des mouvements.

L'accoutumance par suppléance des fonctions sera en mesure de remédier, plus ou moins, à une infirmité, pourtant fort gênante. Grâce à certains appareils de prothèse, on améliorera souvent considérablement l'état d'un membre paralysé. Ceux auxquels nous donnons la préférence sont la chaussure de Sollier, dans les cas de paralysie du pied (paralysie du sciatique poplité externe) et le bracelet de Pozzi pour les paralysies radiales.

La chaussure de Sollier est composée d'un anneau de cuir lacé autour de la jambe au dessus des malléoles et présentant, à sa face antérieure quatre petits crochets, auxquels on accroche l'extrémité d'une bandelette de fort caoutchouc, qui remplace la « patelette » du soulier ordinaire. En réglant la traction, le pied est constamment relevé en bonne position. L'action du muscle solaire et des jumeaux est conservée.

Cet appareil, très simple, d'un prix très modique est infiniment préférable à ceux que l'on applique d'habitude. Il peut facilement être réparé par n'importe quel cordonnier de village.

On peut encore signaler comme moyen d'améliorer les conséquences d'une paralysie, les opérations d'anastomoses musculaires et tendineuses qui ont pour but d'utiliser l'action d'un muscle sain pour remplacer celle du muscle paralysé.

Le bracelet de Pozzi, maintient la main en extension. Les muscles fléchisseurs peuvent cependant exercer leur action et ainsi les fonctions de la main sont en partie conservées.

L'atrophie osseuse, qui atteint parfois un degré considérable est, en général, longue à vaincre, et dans certains cas, pourra s'opposer d'une manière tenace à l'amélioration des fonctions d'un membre.

Mais ici, comme pour les ankyloses, l'exercice et le temps accompliront des merveilles.

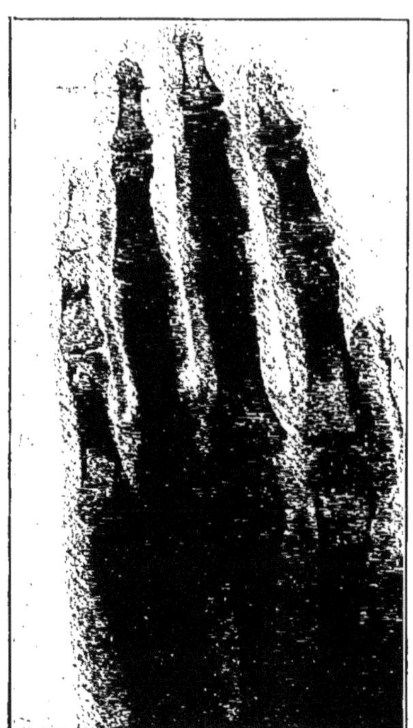

Fig. 139. — Atrophie osseuse de la main consécutive à une blessure du médian.

Atrophie osseuse

Elle survient plus ou moins vite après les lésions nerveuses, les fractures, les ankyloses, etc. Elle peut être due à l'immobilisation ou à des troubles trophiques spéciaux.

Elle entraîne une diminution, parfois une abolition complète des fonctions du membre.

Elle est difficile à traiter et longue à s'améliorer.

Un traitement physiothéraphique permet d'en atténuer ou d'en supprimer les inconvénients au point de vue fonctionnel.

Mais ici encore, ses effets fâcheux pourront être compensés, en totalité ou en partie, par l'accoutumance.

Autres lésions

Nous venons d'énumérer les infirmités les plus fréquentes causées par les blessures de guerre, et dont les conséquences fonctionnelles pourront être atténuées par l'accoutumance.

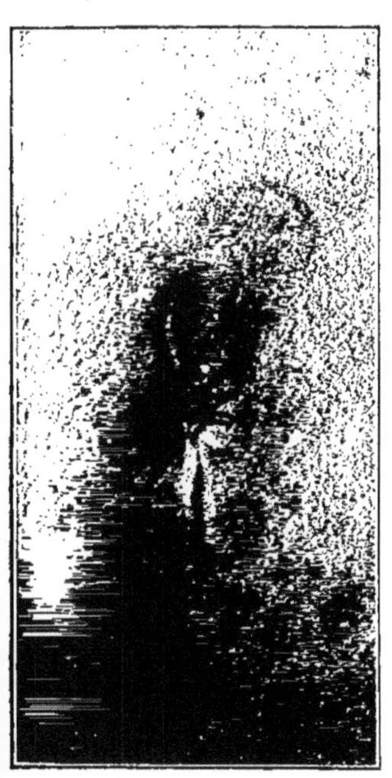

Fig. 140. — Cicatrice infundibuliforme, adhérente à l'os iliaque, consécutive à une blessure par éclat d'obus.

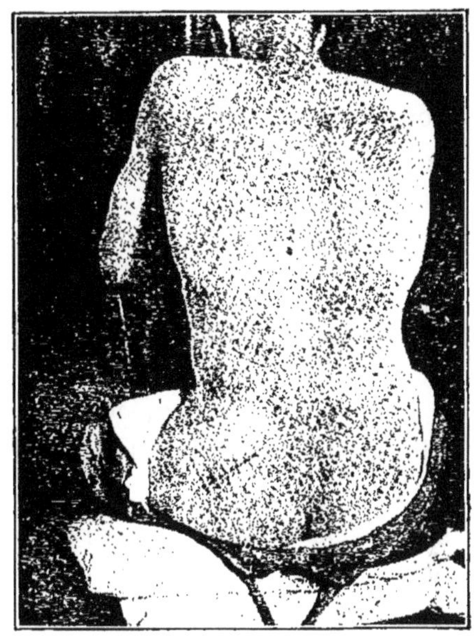

Fig. 141. — Le même blessé après extirpation de la cicatrice et greffe adipeuse.

Les plaies de guerre intéressant toutes les régions de l'organisme peuvent provoquer des lésions et par conséquent des infirmités n'entrant pas dans les catégories ci-dessus. Elles sont si nombreuses qu'il nous est impossible de les mentionner toutes.

Dans quelle mesure un blessé pourra-t-il s'adapter aux conséquences d'une fracture du crâne ou d'une lésion cérébrale, d'une lésion du rachis, de la moëlle, du poumon, de l'abdomen, etc., il n'est pas encore possible de le dire. Cela dépendra en majeure partie de l'apparition des phénomènes inflammatoires tardifs. L'accoutumance aux cicatrices cutanées vicieuses se fera conformément aux principes que nous avons exposés dans la première partie de cet ouvrage. Nous y ajoutons que, par la résection du tissu cicatriciel suivie de greffe adipeuse, on pourra obtenir d'excellents et rapides résultats.

II

Tolérance des projectiles

Il paraît démontré, dès aujourd'hui, que des projectiles de tout calibre, et de toutes natures, balles, éclats d'obus, schrapnels, peuvent séjourner dans l'organisme sans occasionner de désordre.

A la longue, le blessé s'accoutume et n'en ressent plus aucun effet fâcheux. Même après une suppuration prolongée, on voit des projectiles qui finissent par s'enkyster et être très bien tolérés. Il peut toujours arriver un réveil d'infection, ou une localisation microbienne secondaire qui peut entraîner une suppuration ou une élimination, mais dans un plus grand nombre de cas qu'on ne pense on assistera au phénomène contraire, à la tolérance complète.

Quant à l'influence de la région où se trouve le projectile, voici ce que nous avons pu constater :

Projectiles intramusculaires. — Les balles de fusil, les schrapnels, les éclats d'obus, même volumineux, peuvent séjourner longtemps dans les membres et y

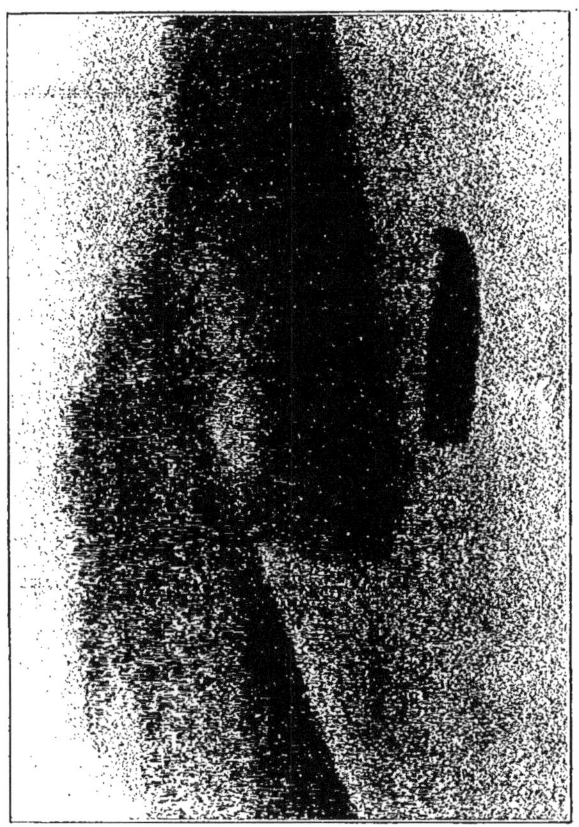

FIG. 142. — Projectile bien toléré dans les muscles de la cuisse.

être bien tolérés. On observera ce fait au niveau des muscles de la fesse, des lombes, de la cuisse, du mollet, du dos, etc., principalement là où les masses musculaires sont volumineuses. Le projectile s'entoure d'une barrière fibreuse plus ou moins épaisse qui le fixe souvent fortement. On trouve parfois, pendant longtemps une goutte de pus refroidi, ou des corps étrangers, débris vestimentaires aseptisés, petits cailloux, etc., dans son voisinage. Il peut se former un véritable kyste contenant un liquide séreux.

Très souvent, les projectiles se rencontrent, non pas dans le muscle lui-même, mais dans les espaces aponévrotiques, le long des parois vasculo-nerveuses et des tendons. Ce phénomène s'explique par le fait que le projectile n'a plus la force de perforer l'aponévrose et glisse sur elle.

Projectiles siégeant dans les bourses séreuses. — Nous avons constaté la présence de projectiles dans la bourse séreuse trocantérienne du psoas-iliaque, dans les bourses séreuses tendineuses du genou.

Ils sont presque toujours mal tolérés et doivent être extraits.

Projectiles intraarticulaires. — Nous avons constaté, à de nombreuses reprises, la présence de projectiles de la grosseur d'un pois au maximum, siégeant dans l'articulation du genou, sans provoquer de désordres. Il est naturellement difficile de dire dans quel tissu exactement se trouve le corps étranger : synoviale, ligament ?

D'une façon générale nous abandonnons les petits projectiles intraarticulaires lorsqu'ils sont bien tolérés, les dangers du *statu quo* étant moindres que ceux de l'extraction ou d'une recherche parfois difficile.

Projectiles intraosseux. — Il arrive assez fréquemment qu'un fragment d'obus pénètre dans un os et y séjourne sans provoquer de désordres. Nous avons observé ce fait à maintes reprises.

Quant on a affaire non à un projectile unique mais à une balle qui s'est pulvérisée, ou à des éclats d'obus multiples, il se produit le plus souvent une suppuration

Fig. 143. — Projectile bien toléré à l'intérieur d'un cal de fracture.

suivie d'élimination du corps étranger, parfois aussi de l'ostéomyélite plus ou moins localisée.

Nous avons opéré un blessé (fig. 146) qui présentait une balle de schrapnel intacte à l'intérieur de la tête de l'humérus. Il y avait pénétré sans occasionner de fracture

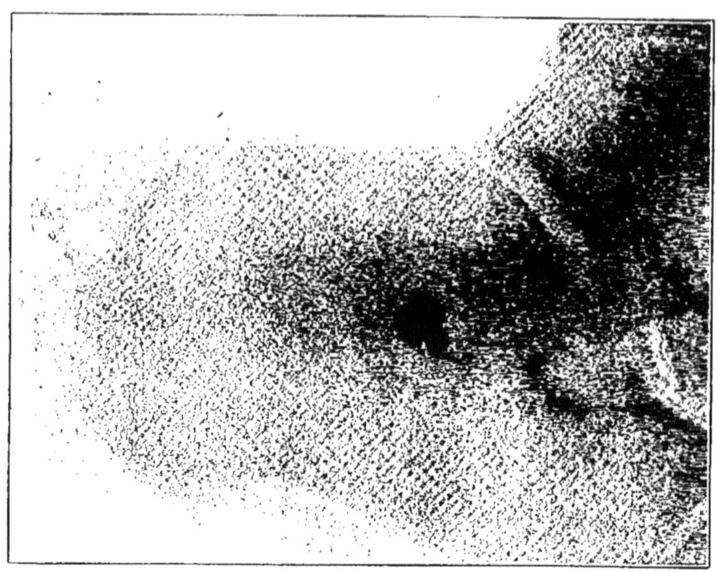

Fig. 144. — Projectile (éclat d'obus) bien toléré dans le calcanéum.

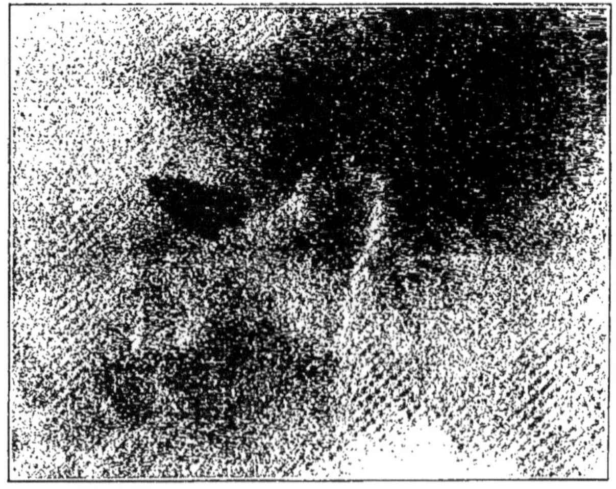

Fig. 145. — Eclat d'obus bien toléré dans le maxillaire supérieur.

visible après trois mois. Ce projectile était parfaitement bien toléré par l'os. Dans le massif osseux de la face, il n'est pas rare de voir des éclats d'obus ou de balles se fixer définitivement sans entraîner de troubles. Au

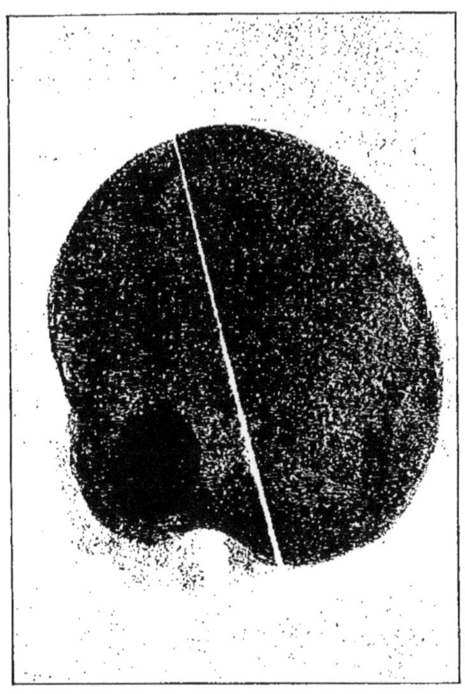

Fig. 146. — Schrapnel inclus et très bien toléré dans la tête de l'humérus (extraite plusieurs mois après pour ankylose de l'épaule).

niveau du rachis, il semble en être autrement et l'on peut facilement comprendre qu'un projectile situé près des apophyses ou dans les corps vertébraux occasionne des douleurs durables.

Projectiles sous-cutanés. — Unique ou multiples ils sont en général bien tolérés s'ils ne sont pas accompagnés de phénomènes infectieux. Ils peuvent s'éliminer tardivement, occasionner des douleurs à certains contacts ou devenir le point de départ d'un erysipèle.

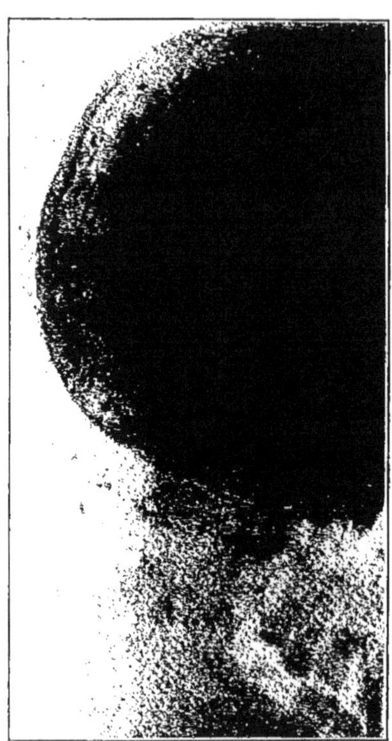

Fig. 147. — Eclats d'obus multiples bien tolérés dans le cuir chevelu.

Quelquefois l'extraction de ces corps étrangers peut entraîner certains désordres graves, comme l'apparition d'un tétanos, par exemple. Au moment de l'opération, des spores tétaniques jusqu'alors emprisonnées son mises en liberté, leur activité se réveille, on assiste à l'éclosion tardive de la terrible maladie à une époque où l'on pensait n'avoir plus à la redouter. Nous avons observé un cas de cette nature.

Projectiles intra-crâniens. — On sait que des projectiles assez volumineux, des balles entières peuvent séjourner à l'intérieur du crâne sans provoquer de désordres ou en entraînant seulement des troubles peu accusés et intermittents : vertiges, céphalées, etc. Mais, dans ce domaine, l'expérience est encore insuffisante pour établir, à l'heure actuelle, des règles générales.

Projectiles intra-pulmonaires. — Ils sont souvent bien tolérés et le blessé s'accoutume à porter dans son poumon des projectiles dont les dimensions sont souvent considérables.

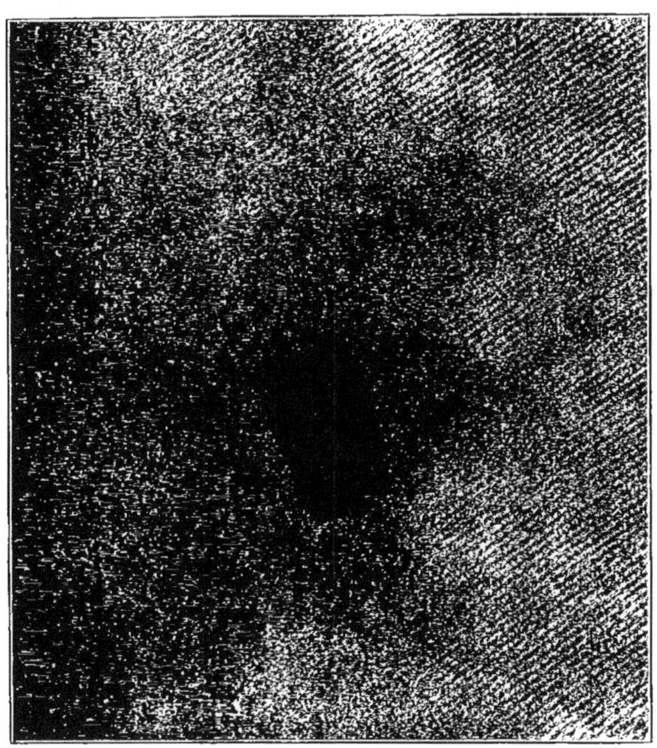

FIG. 148. — Gros éclat d'obus bien toléré dans le poumon.

Nous avons observé le cas d'un soldat qui présentait à l'intérieur du poumon un éclat d'obus de 2 cm^3 et qui, à la suite de quelques phénomènes d'intolérance passagers (crachements de sang, toux, fièvre) finit par s'habituer parfaitement à sa lésion et à reprendre du service actif. Mais ces cas sont plutôt exceptionnels et il y a lieu de considérer les suites éloignées, non encore déterminées avec exactitude.

Projectiles abdominaux. — Il est trop tôt pour se prononcer sur la tolérance de l'organisme vis à vis des projectiles abdominaux. Le seul cas que nous ayons observé est celui d'un soldat ayant reçu une balle de fusil dans la fosse iliaque droite, qui avait causé une péritonite généralisée terminée par la guérison.

La balle n'avait pu être extraite. Elle était vraisemblablement logée dans le voisinage du petit bassin, à proximité du psoas-iliaque mais était parfaitement bien tolérée.

III

La mobilisation précoce

La mobilisation rapide, précoce des membres blessés est un des facteurs les plus importants de l'adaptation fonctionnelle. Elle doit être pratiquée, en chirurgie de guerre, chaque fois que le réveil de l'infection n'est plus à redouter.

Tout en immobilisant la région malade, on peut veiller à ce que les fonctions voisines ne s'ankylosent pas.

Entreprise ainsi d'une façon précoce, la réadaptation fonctionnelle d'un membre blessé dépasse bien vite les limites qu'elle aurait atteintes si l'on avait attendu.

Que de fois, voit-on un coude s'enraidir peu à peu pendant que le chirurgien voue tous ses soins au traitement d'une plaie de l'avant-bras, par exemple !

Qu'il serait facile d'éviter cet inconvénient en mobilisant la jointure à chaque pansement!

Que l'on se méfie surtout des écharpes portées trop longtemps pour soutenir un bras dont la blessure est déjà cicatrisée ; des béquilles que le blessé utilise au lieu de s'efforcer de marcher sur sa jambe encore un peu douloureuse ; des attelles, qui maintiennent bien le foyer de fracture, mais enraidissent les articulations voisines.

Que l'on évite le port prolongé de gants protecteurs contre le froid, la position de la main dans le gilet ou la poche pour fixer l'épaule. Il est préférable de boiter un peu plus bas et de ne pas se servir de canne indéfiniment, etc., etc.

L'appareil d'immobilisation, de soutien, est l'auxiliaire précieux du blessé en voie de guérison. Il est l'ennemi certain de celui qui commence son adaptation fonctionnelle à un état nouveau.

L'action du chirurgien traitant est considérable dans ce domaine. Celui-ci ne doit pas se décharger de sa responsabilité sur le confrère chargé de la mécanothérapie. Ce que ce dernier n'obtient qu'après des semaines ou des mois de labeur — quand il l'obtient — le chirurgien peut le réaliser souvent en peu de temps, à condition de commencer très tôt.

IV

La Profession du blessé

Ce que nous avons dit de l'accoutumance aux accidents du travail ne s'applique qu'en partie à l'accoutumance aux blessures de guerre.

En effet les victimes de la guerre appartiennent à toutes les professions, libérales et manuelles, et dans les premières parties de cet ouvrage, nous n'avons envisagé qu'un nombre restreint de professions classées parmi les métiers manuels.

Comment se comportent des agriculteurs, des médecins, des avocats, des boulangers, des employés de chemins de fer, etc., etc., en face de telle ou telle mutilation? Impossible encore de le prévoir.

Ce que nous avons dit plus haut, peut cependant servir de guide dans l'appréciation des conséquences probables des blessures de guerre sur la fonction de l'organisme.

Parmi les mutilés, beaucoup cherchent à tirer parti de leur infirmité tout en continuant à exercer leur ancienne profession. D'autres, au contraire, cherchent à en embrasser une nouvelle plus conforme à leur nouvelle activité.

C'est ainsi que les écoles d'apprentissage, déjà en vigueur avant la guerre pour les accidentés du travail, vont se multiplier, se perfectionner pour répondre aux besoins toujours plus pressants d'une nombreuse catégorie d'individus qui ne veulent pas devenir des invalides.

En France, en particulier, les *Ecoles professionnelles de blessés* ont pris, depuis quelques temps, un essor considérable et rendent les plus grands services. On y enseigne la comptabilité, la sténo-dactylographie, la fabrication des petits jouets, la brochure, la cordonnerie, la menuiserie, l'horticulture, le métier de tailleur, etc. Elles sont très fréquentées ce qui s'explique du reste aisément.

L'étude de l'accoutumance chez les mutilés de guerre, tout en bénéficiant de l'expérience acquise dans le domaine de la médecine des accidents, apportera une puissante contribution — au cours des années — à la connaissance pratique d'un phénomène biologique de la plus haute importance.

Les pensions d'invalidité. — Les mutilés de la guerre ont droit à une indemnité financière.

Il peut s'agir d'une pension, définitive ou provisoire, revisable. Dans certains cas, dont l'issue est incertaine, on accorde des allocations en attendant de statuer lorsque l'état de la victime ne sera plus sujet à des variations.

Nous ne pouvons formuler d'appréciation sur le mode de l'indemnisation des blessés, victimes de la guerre et de leur devoir. Il n'est, peut-être, pas comparable en effet à celui qui régit les accidentés du travail, car il ne saurait exclure entièrement toute considération sentimentale.

La nation contracte envers ceux qui l'ont défendue au prix de leur sang, une dette morale qui doit être acquittée, si lourde soit-elle.

Peut-on se baser — pour allouer des indemnités — sur la perte de gain qui résultera pour la victime, de sa mutilation ? Dans ce cas, ce que nous avons essayé de démontrer dans les deux premières parties de cet ouvrage serait appliquable en l'espèce, et la revision périodique des rentes permettrait la réalisation de notables économies dans l'avenir, si, comme nous le pensons, le sort des mutilés s'améliore grâce à l'accoutumance.

Mais, ici plus qu'ailleurs, ne doit-on pas indemniser la simple atteinte à l'intégrité anatomique de l'individu?

La solution de cette question, n'est pas de notre ressort et il paraît plus sage, avant de se prononcer, d'attendre les décisions qui seront prises par les gouvernements intéressés.

TABLE DES MATIÈRES

TROISIÈME PARTIE

Aux mêmes librairies

Les bandages, pansements et appareils chirurgicaux, par Ch. JULLIARD, Privat-docent de chirurgie à la Faculté de médecine de Genève. 2me éd., 1 vol. in-8 avec 304 fig. .... 10 fr.

Blessures du crâne et de l'encéphale par coups de feu. *Chirurgie nerveuse,* par H. NIMIER, médecin inspecteur gén. de l'armée. 1 vol. gr. in-8, ill. .... 15 fr.

Les projectiles des armes de guerre, *leur action vulnérante,* par H. NIMIER et Ed. LAVAL, médecin-major de l'armée. 1 vol. in-12, ill. .... 3 fr.

Les explosifs, les poudres, les projectiles d'exercices, *leur action et leurs effets vulnérants,* par LES MÊMES. 1 vol. in-12, ill. .... 3 fr.

Les armes blanches, *leur action et leurs effets vulnérants,* par LES MÊMES. 1 vol. in-12, avec 39 gravures .... 6 fr.

De l'infection en chirurgie d'armée, *évolution des blessures de guerre,* par LES MÊMES. 1 vol. in-12, ill. .... 6 fr.

Traitement des blessures de guerre, par LES MÊMES. 1 vol. in-12, ill. .... 6 fr.

Traité chirurgical d'urologie, par le prof. LEGUEU, préface de M. le prof. GUYON. 1 vol. in-8, avec 663 gravures dans le texte et 6 pl. en couleurs dans le texte (Couronné par l'Académie de médecine). .... 40 fr.

Les luxations des grandes articulations. *Leur traitement pratique,* par J. HENNEQUIN et R. LŒWY, chef de clinique à la Faculté de médecine de Paris. 1 vol. gr. in-8, avec 125 gravures. .... 16 fr.

Leçons de chirurgie de guerre, *des blessures faites par les balles de fusils,* par J. L. REVERDIN, professeur à la Faculté de médecine de Genève. 1 vol. in-8, avec 7 planches en phototypie. Préface de H. NIMIER, médecin inspecteur général de l'armée .... 7 fr. 50

Eléments de radiologie, *diagnostic et thérapeutique par les rayons X,* par Albert WEIL. 1 vol. in-8, avec 261 figures dans le texte .... 15 fr.

www.ingramcontent.com/pod-product-compliance
Ingram Content Group UK Ltd.
Pitfield, Milton Keynes, MK11 3LW, UK
UKHW020315230726
13925UKWH00002B/420

9 782013 672450